Kompendium
Medizinische Mykologie

Ein Ratgeber für Klinik, Praxis und Labor

W0189490

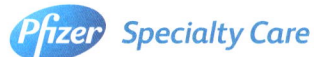

Herbert Hof, Werner Heinz (Hrsg.)

Kompendium
Medizinische
Mykologie

Ein Ratgeber
für Klinik, Praxis und Labor

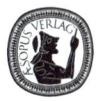

Herausgeber
Prof. Dr. med. Herbert Hof, Labor Limbach, Heidelberg
Dr. med. Werner Heinz, Medizinische Klinik und Poliklinik II
Universitätsklinikum Würzburg ZIM (Zentrum für Innere Medizin)

unter Mitarbeit von
Dr. rer. nat. Guido Fischer, Stuttgart
Prof. Dr. med. Petra Gastmeier, Berlin
Prof. Dr. med. Cornelia Lass-Flörl, Innsbruck
Dr. med. Christoph Lichtenstern, Gießen
Prof. Dr. med. Thomas Lehrnbecher, Frankfurt a. M.

Bibliografische Information der Deutschen Bibliothek

Die Deutsche Bibliothek verzeichnet diese Publikation in der Deutschen
Nationalbibliografie; detaillierte bibliografische Daten sind im Internet
über http://dnb.d-nb.de abrufbar.

Ausdrücklich wird darauf hingewiesen, dass sich trotz größter Sorgfalt bei der Abfassung und Korrektur gerade bei Angaben über Dosis und Applikation bei einer derartigen Zusammenstellung Ungenauigkeiten einschleichen können. Jeder Leser wird daher aufgefordert, die den verwendeten Präparaten beigegebene Fachinformation, insbesondere für Dosierung und die Beachtung von Kontraindikationen, in eigener Verantwortung zu überprüfen.

Alle Informationen sind ausschließlich als ein Überblick über den aktuellen medizinischen Wissensstand zu verstehen und sind für niemanden verbindlich. Sie erheben keinen Anspruch auf Vollständigkeit und können ein ausführliches Lehrbuch nicht ersetzen. Hinweise auf Dosierungen, Nebenwirkungen, wie auch die Auswahl der Wirkstoffe, spiegeln auch die persönlichen Ansichten und Erfahrungen der Autoren wider. Sie entbinden den Leser nicht von der Verpflichtung, sein Handeln in eigener ärztlicher Verantwortung zu bestimmen. Alle Daten wurden sorgfältig geprüft. Der Verlag und die Autoren können dennoch keine Garantie für die Richtigkeit der Angaben übernehmen und schließen jedwede Haftung für Personen-, Sach- und Vermögensschäden aus.

ISBN 978-3-936993-50-9

© 2010 by Aesopus Verlag e. K., Linkenheim-Hochstetten

Druck: D+L Printpartner GmbH, Bocholt

Inhalt

Inhalt

Vorwort

Die Bedeutung von Pilzinfektionen nimmt zu; die Inzidenz steigt, und die Krankheitsverläufe werden komplizierter. In vielen Bereichen des medizinischen Alltags kommt es zu einer zunehmenden Konfrontation mit mykologischen Fragestellungen.

Längst sind Infektionen durch Pilze nicht nur eine Herausforderung für die im Bereich der Dermatologie tätigen Kolleginnen und Kollegen. Pilze breiten sich überall aus: beim Gynäkologen und beim Kinderarzt. Der Internist, der Chirurg und der Urologe sind ebenso betroffen wie der Orthopäde, selbst Neurologen und Psychiater sind gefordert.

Die Mykologie steht dabei erst am Anfang ihrer Entwicklung. Dies zeigt sich auch darin, dass die diagnostischen und therapeutischen Möglichkeiten ständig erweitert werden.

Um dieses moderne Repertoire zum Nutzen der Patienten einzusetzen, sollte jeder Arzt diese Entwicklungen auch kennen und verstehen.

Das vorliegende Kompendium, das von Fachleuten der verschiedenen Sparten aus Mikrobiologie und Klinik geschrieben wurde, möchte dem zunehmenden Interesse an der medizinischen Mykologie Rechnung tragen.

Die Themen des Kompendiums greifen das breite Spektrum der medizinischen Mykologie auf und sollen sowohl niedergelassenen als auch im Krankenhaus tätigen Ärztinnen und Ärzten helfen die zunehmende Herausforderung, die Pilzerkrankungen heute darstellen, in ihrem Wirkungsbereich zu bewältigen.

1 Das Reich der Pilze

1.1 Wenn zwei sich streiten – hat auch der Dritte nichts zu lachen

**Mykologie zwischen
Botanik, Mikrobiologie und Medizin**
Für viele Mediziner bleibt die Mykologie ein Buch mit sieben Siegeln, denn die Zahl der Pilzarten ist mit > 1 Million unüberschaubar, wobei die Zahl der human-pathogenen Erreger nur ca. 400 beträgt. Allenfalls Botaniker beherrschen Einteilung und Nomenklatur, weil zumeist nur sie den geschlechtlichen Formen der Pilze begegnen und sie erkennen, obwohl andererseits die Pilze viel eher mit Mensch und Tier verwandt sind als etwa mit Pflanzen. In der Mikrobiologie spielen Pilze im Vergleich zu den Viren, den prokaryontischen Bakterien und den eukaryontischen Parasiten nur eine Nebenrolle.
Dabei ist die Bedeutung der Pilze in der Natur und für den Menschen immens (Tab. 1).

Pilze sind heterotrophe Organismen, d.h. sie ernähren sich von organischen Substanzen, die von anderen Organismen synthetisiert bzw. umgewandelt wurden. Man unterscheidet drei Gruppen hinsichtlich der Ernährungsweise: saprophytische, parasitische und fakultativ saprophytische Pilzarten. Saprophyten leben von toter organischer Substanz, Parasiten sind auf das Überleben ihres Wirtes angewiesen, fakultativ parasitische Arten hingegen können nach dem Tod ihres Wirtes auf diesem saprophytisch weiterleben. Zwei Gruppen von Pilzen haben ökologisch so bedeutsame Funktionen, dass der Naturkreislauf der Wälder in gemäßigten Breiten ohne diese nicht funktionieren würde: a) die Mykorrhizapilze,

Tab. 1

Bedeutung der Pilze

Ökologie
Wachstum von Pflanzen (Symbiose der Mykorrhiza mit den Wurzeln von Bäumen)
Abbau von Holz (Degradation von Lignin durch Pilzenzyme)

Lebensmittel
Mindererträge und Verderb
Verfeinerung

Chemische und pharmazeutische Industrie
Citronensäure
Antibiotika
Immunsuppressiva
Impfstoffe

Medizin
Intoxikation
Allergisierung
Infektion

welche eine Symbiose mit den Wurzeln der Bäume eingehen und diese mit Nährstoffen versorgen (und umgekehrt der Baum den Pilz mit Photosyntheseprodukten, wie etwa Zucker, versorgt) sowie b) die holzzerstörenden Pilze. Die letzteren Pilze können abgestorbene Holzpflanzen in wenigen Jahren völlig mineralisieren, so dass die Nährstoffe wieder anderen pflanzlichen Lebewesen zur Verfügung stehen. Nur bestimmte Pilze (Basidiomyzeten) besitzen solche Lignin abbauenden Enzyme.

Ökonomische Bedeutung haben auch Schadpilze, wie parasitische Pilze auf Nutzpflanzen und Lebensmittelverderber. Unter den pflanzenparasitischen Pilzen sind die Mehltaupilze (Ascomycota) z. B. im Weinbau und die Rostpilze (Basidiomycota) im Getreideanbau die bedeutendsten Schädlinge.

Das größte medizinische Problem der Menschheit ist eigentlich der Hunger in der Welt. Zu einem großen Teil ist das eben durch pflanzenpathogene, biotrophe Pilze bedingt, welche das Wachstum der Nutzpflanzen hemmen und den Ertrag mindern. Aber auch nach der Ernte verderben noch viele Nahrungsmittel durch Einwirkung von Pilzen. Die Rolle der Pilze als Nährstoffquelle ist für Menschen von geringer Bedeutung. Allerdings sind einige Pilze zur Verfeinerung der Nahrung unabdingbar, wie etwa bei der Produktion von Hefeteig, Bier und Wein durch *Saccharomyces cerevisiae* oder von Roquefort-Käse durch *Penicillium roqueforti*.
Als Ausgang für die biotechnische Synthese vieler organischer Stoffe dient Citronensäure, die von Varianten von *Aspergillus niger* in großer Menge produziert wird. *Penicillium chrysogenum* wird auch heute noch als Produzent von Penicillin G eingesetzt. Cephalosporine, Peneme und andere Antibiotika sind ebenfalls Produkte von Pilzen (Tab. 2), die solche antimikrobiell wirksamen Produkte primär im Lebenskampf einsetzen, um schnell wachsende Bakterien daran zu hindern, ihnen den Lebensraum streitig zu machen.

Auch einige Immunsuppressiva, wie etwa das Cyclosporin A, sind Pilzprodukte. Zur biotechnologischen Produktion von Hepatitis-B-Impfstoff wird Sprosspilzen, z. B. der Gattungen *Saccharomyces* oder *Pichia*, das virale Gen für das Surface-Antigen (HBs-Antigen) übertragen, die dann das Protein mit der richtigen Glykosylierung synthetisieren, so dass es vom Immunsystem erkannt werden kann.

Tab. 2

Beispiele für durch Pilze produzierte Medikamente

Wirkstoff-gruppe	Antibiotikum	Produzent	Antimikrobielle Wirkung
β-Lactame	Penicilline	*Penicillium chrysogenum*	gram$^+$-Bakterien, Derivate: gegen gram$^-$-Bakterien
	Cephalosporine	*Cephalosporium acremonium*	gram$^+$- und gram$^-$-Bakterien
Tetrazyklisches Triterpen	Fusidinsäure	*Fusidium coccineum*	gram$^+$-Bakterien
Benzofurane	Griseofulvin	*Penicillium griseofulvum*	Antimykotisch, gegen Dermatophyten (insbes. bei Kindern)
	Strobilurin A, B	*Strobilurus tenacellus*	Antimykotisch (Chitin-Synthetase-Inhibitoren); wird im Pflanzenschutz eingesetzt
Zyklische Oligopeptide	Cyclosporin A	*Cylindrocarpon lucidum, Tolypocladium inflatum*	Immunsuppressivum

Für die praktische Medizin sind Pilze in mehrerer Hinsicht von Bedeutung: sie bilden eine Vielzahl von Toxinen, die akute und chronische Folgen auslösen. Sie enthalten in ihrer Zellwand viele, starke Antigene, welche beim anfälligen Menschen Allergien auslösen.Einige Pilze sind als opportunistische Erreger sogar in der Lage, in einen abwehrgeschwächten Menschen einzudringen und sich zu vermehren, wodurch oberflächliche, aber auch systemische Infektionen induziert werden; einige wenige Pilze nur sind sogar obligat pathogen, d. h. sie können selbst einen normalen, gesunden Menschen infizieren.

1.2   Biologie der Pilze

Aufbau der Pilzzelle/Zellstrukturen
Hyphen
Die Pilze bilden „Zellfäden" aus filamentös aneinander gereihten Zellen, den sogenannten Hyphen. Die Zellen der Hyphen sind (meistens) durch Septen (Trennwände) voneinander getrennt. Zygomyzeten bilden nur wenige Septen, so dass dann ein Coenozytium entsteht. Die Septen enthalten Poren, die einen Informationsfluss und einen Austausch von Zytoplasma zwischen den Zellen ermöglichen. Das Hyphengeflecht eines Pilzes bezeichnet man als Myzel. Die Fruchtkörper der Pilze bestehen aus verflochtenen Hyphen, die ein „Scheingewebe" (Plektenchym) bilden.

Genom/Zellkern
Pilze sind Eukaryonten, d. h. das Genom der Pilze liegt in einem echten Zellkern mit Zellwand. Der Zellkern enthält die Chromosomen und das sogenannte Kernplasma (proteinhaltig) sowie ein Kernkörperchen (Nukleolus). Der Kern wird von einer porösen Doppelmembran (Kernmembran) umschlossen, die sich bei der Teilung – im Gegensatz zur Kernmembran bei Tieren und Pflanzen – während der Mitose nicht auflöst. *Saccharomyces cerevisiae* besitzt ca. 10.000 Gene und *Aspergillus nidulans* 22.000 Gene. Der Anteil nichtrepetitiver DNS-Sequenzen liegt bei Pilzen mit 80 bis > 90 % deutlich höher als bei Säugetieren und Pflanzen. Während in einer menschlichen Zelle die Introns gegenüber den Exons überwiegen, sind in einer Pilzzelle nur recht wenige Introns vorhanden. Zusätzliche genetische Elemente wie Transposons, Plasmide und Viren kommen ebenfalls vor; ihre biologische Bedeutung ist noch weitgehend unklar.

Im genetischen Stammbaum sind Pilzzellen recht nahe mit den menschlichen Zellen verwandt, weitaus näher als Bakterien, d. h. dass viele Gene bei Mensch und Pilz ähnliche Informationen enthalten.

Ribosomen

Die Ribosomen sind die Organellen der Proteinbiosynthese. Sie sind in der Mehrzahl an Membranen des endoplasmatischen Retikulums, den Mitochondrien oder anderen Organellen angeheftet. Bei den Ribosomen der Pilze handelt es sich um 80S-Ribosomen. Die für die 18S-, 28S- und teilweise 5,8S-Untereinheiten kodierenden Gensequenzen wurden in der Vergangenheit zur Darstellung der Verwandtschaftsverhältnisse und damit zur taxonomischen Einordnung der Pilze genutzt. Allerdings handelt es sich bei diesen Gensequenzen um hochkonservierte Bereiche, die im Laufe der Evolution nur geringen Veränderungen unterworfen waren. Diese lassen sich in der Regel nur für die Abgrenzung höherer taxonomischer Einheiten heranziehen. Bei bestimmten taxonomischen Gruppen (z. B. Penicillium-Arten) jedoch haben sich die 28S-Sequenzen zur Identifizierung als ungeeignet erwiesen.

Mitochondrien

Mitochondrien beherbergen Enzyme der Atmungskette, der oxidativen Phosphorylierung und des Citronensäurezyklus. Die Struktur der Mitochondrien entspricht der anderer eukaryontischer Zellen; sie besitzen eine Doppelmembran, die innere Membran ist in Cristae gefaltet. Die Mitochondrien besitzen eine eigene DNS. Der Pilzorganismus ist allerdings nicht zwangsläufig auf die Funktionstüchtigkeit von Mitochondrien angewiesen, da allein durch Glykolyse (bei ausreichender Versorgung mit Glukose) ausreichend Energie gewonnen werden kann.

Zytoskelett

Das innere Zytoskelett der Pilze besteht aus Mikrotubuli, die der intrazellulären Motilität von Organellen dienen.

Zytoplasmatische Membran

Die zytoplasmatische Membran besteht wie bei anderen Organismen aus einer Lipid-Doppelschicht. Im Unterschied zu den Membranen der tierischen Zellen, die Cholesterin enthalten, ist bei fast allen Pilzen Ergosterin als Fettkörper enthalten (Abb. 1). Ergosterin gehört wie Cholesterin und Progesteron zu den Steroiden. Ergosterin wird in unterschiedlichen Mengen (0,00011–17 pg) in Pilzsporen nachgewiesen. Im Schnitt macht das Ergosterin etwa 5 % des Trockengewichts einer Pilzzelle aus.

Zellwand

Im Gegensatz zu menschlichen Zellen besitzen Pilze – wie die Pflanzen – eine **starre Zellwand** (Abb. 1). Ein Bestandteil der Zellwand der Pilze ist Chitin, ein Polymer aus N-Acetylglucosamin. Chitin ist nicht gleichmäßig in der Pilzwand verteilt, denn in den Septen ist davon besonders viel zu finden. Optische Aufheller, wie Diaminostilbene, haben eine hohe Affinität zum Chitin und können zur Anfärbung der Zellwände genutzt werden. Neben dem Chitin findet man insbesondere bei Zygomyceten Chitosan; bei diesem Polymer ist die Aminogruppe eines jeden Monomers zu NH_2 reduziert. Außerdem findet man in der Zellwand 1-3- und 1-6 β-Glucane, die eine proinflammatorische Wirkung beim Menschen erzielen. In der äußeren Schicht liegen abundant Mannane, die manchmal in Variationen, nämlich als Galactomannane (GAL) oder Glucurono-Xylo-Mannane, vorkommen und auch in großen Mengen durch Shedding von der Zelloberfläche in die Umgebung

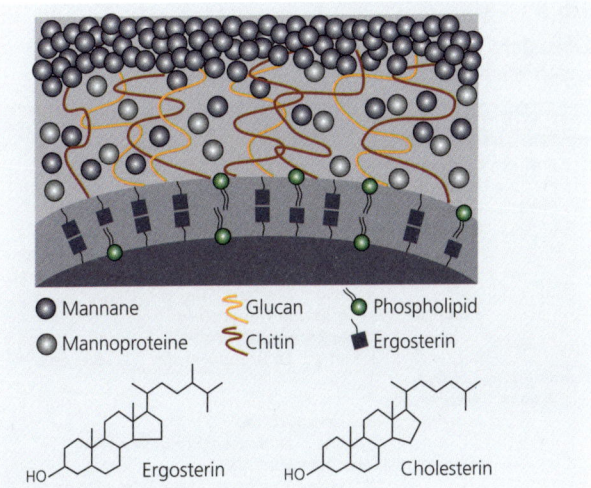

Mannane
Mannoproteine
Glucan
Chitin
Phospholipid
Ergosterin

HO— Ergosterin

HO— Cholesterin

Abb. 1: Zellwand

abgegeben werden. Diese Polysaccharide sind antigen wirksam. Der Nachweis von GAL findet in der Diagnostik von Pilzinfektionen Anwendung als eines der Kriterien für das Vorliegen einer Pilzinfektion (GAL-ELISA). In den Zellwänden der Hyphen kommen als Baustoffe zudem noch Hemizellulosen, Lipide und Proteine vor. Die Proteine sind zum Teil fest mit den polymeren Ketten der Polysaccharide verankert.

1.3   Botanische Einteilung

In der Taxonomie wurden die Pilze früher zu den Pflanzen gestellt, deren Zellwände aus Zellulose bestehen. Heute stellen sie als Fungi ein eigenes Reich dar (Tab. 3).

Pilze sind heterotrophe Organismen, weil sie im Gegensatz zu den Pflanzen kein Chlorophyll besitzen, und ihre Energie aus organischen Substanzen anderer Organismen

Tab. 3

Übersicht über die Systematik ausgewählter, medizinisch wichtiger Pilze (mod. nach Hibbett et al. 2007)

Reich (kingdom): Fungi

Phylum: ***Chytridiomycota*** (im engeren Sinne!)
Phylum: ***Microsporidia*** (neu!)
Phylum: ***Glomeromycota*** (früher: ***Zygomycota***)
    Subphylum: ***Mucoromycotina*** (neu!)
        Ordnung: **Mucorales** (*Mucor, Rhizopus, Absidia*)
        Ordnung: **Endogonales** (*Endogone, Peridiospora*)
        Ordnung: **Mortierellales** (*Mortierella, Dissophora*)
    Subphylum: ***Entomophthoramycotina***
    (früher ***Entomophtorales***)
        Ordnung: **Entomophtorales** (*Conidiobolus*)

Subkingdom: Dicarya
Phylum: ***Ascomycota***
    Subphylum: ***Taphrinomycotina***
        Ordnung: **Schizosaccharomycetales**
    Subphylum: ***Saccharomycotina***
        Ordnung: **Sacchararomycetales** (*Candida albicans*)
    Subphylum: ***Pezizomycotina***
        Ordnung: **Pleosporales** (*Stemphylium* Anamorph, *Bipolaris*)
        Ordnung: **Eurotiales** (*Aspergillus fumigatus, Eurotium herbariorum*)
        Ordnung: **Onygenales** (*Arthroderma benhamiae, Trichophyton mentagrophytes* Anamorph)
        Ordnung: **Hypocreales** (*Trichoderma longibrachiatum* Anamorph, *Fusarium* Anamorphe)
        Ordnung: **Microascales** (*Microascus trigonosporus*)
Phylum: ***Basidiomycota***
    Subphylum: ***Agaricomycotina*** (früher: ***Basidiomycetes***)
    Subphylum: ***Pucciniomycotina*** (früher: ***Urediniomycetes*** - Rostpilze)
    Subphylum: ***Ustilaginomycotina*** (früher: ***Ustilaginomycetes*** - Brandpilze)

gewinnen müssen. Zudem spricht man bei Pilzen von einer osmotrophen Ernährung, weil sie Enzyme in das sie umgebende Substrat abgeben, die komplexen Nährstoffe (z. B. Polysaccharide) aufschließen und die monomeren Verbindungen durch Osmose in die Zelle aufnehmen.

Wieso zwei Namen für einen Pilz?

Für viele Pilze ist ein Generationswechsel zwischen geschlechtlicher, generativer und ungeschlechtlicher, vegetativer Vermehrung typisch. In diesen beiden Stadien, der Hauptfruchtform (Teleomorph) bzw. der Nebenfruchtform (Anamorph), ist der Phänotypus oft ganz unterschiedlich. Bei einer Pilzinfektion kommt im Menschen praktisch nur die ungeschlechtliche Form der Pilze vor. Die geschlechtliche Form besitzt einen doppelten Chromosomensatz, wogegen die ungeschlechtliche Form in jeder Zelle nur einen einfachen Chromosomensatz besitzt. Während bei den Ascomyzeten (Schlauchpilzen) vor jeder Fruchtkörperbildung genetisch unterschiedlich determinierte Hyphenzellen (getrenntgeschlechtliche, monokaryotische Zellen) verschmelzen müssen, sind die Hyphen der Basidiomyzeten dikaryotisch, d. h. dass eine Zellverschmelzung einmal stattgefunden hat und anschließend wiederholt Fruchtkörper am dikaryotischen Myzel gebildet werden können. Nach der Zellverschmelzung von zwei haploiden Zellen kommt es also zunächst nicht zur Kernverschmelzung (Karyogamie), weshalb das Myzel der Basidiomyzeten und das Fruchtkörpermyzel der Ascomyzeten meist zweikernig ist. Bei den Ascomyzeten entwickelt sich der Fruchtkörper also aus dikaryotischem Myzel. Aus einer dikaryotischen Zelle können nach Meiose und weiterer Mitose folglich acht Ascosporen (n) gebildet werden. Die **Ascosporen** sind die Verbreitungseinheiten der geschlechtlichen Vermehrung, während die Verbreitungseinheiten der ungeschlechtlichen Vermehrung als **Konidien** bezeichnet werden. Analog zu den Ascosporen werden bei den Basidiomycota (Ständerpilze) die Basidiosporen als geschlechtliche Sporen gebildet, sie werden allerdings auf Basidien abgeschnürt.

Tab. 4

Einige Beispiele der Benennung von Pilzen nach ihrer anamorphen (ungeschlechtlichen) bzw. ihrer teleomorphen (geschlechtlichen) Vermehrungsform

Anamorphe	Teleomorphe
Aspergillus nidulans	Emericella nidulans
Blastomyces dermatitis	Ajellomyces dermatitis
Cryptococcus neoformans	Filobasidiella neoformans
Candida krusei	Issatchenkia orientalis
Geotrichum candidum	Galactomyces geotrichum
Histoplasma capsulatum	Emmonsiella capsulata
Microsporum gypseum	Nannizia gypsea
Rhodotorula glutinis	Rhodosporidium toruloides
Scedosporium apiospermum	Pseudallescheria boydii
Trychophyton mentagrophytes	Arthroderma benhamiae
	Arthroderma simii
	Arthroderma vanbreuseghemii

Weil die Verbindung zwischen Haupt- und Nebenfruchtform in den meisten Fällen erst nach der Erstbeschreibung der Organismen entdeckt wurde, existieren für die Mehrzahl der Pilze mit Generationswechsel zwei Artnamen (Tab. 4). Obwohl der Name der Hauptfruchtform in der botanischen Taxonomie immer Vorrang vor dem Namen der Nebenfruchtform hat – die Artdefinition basiert in der Regel auf der sexuellen Kompatibilität – wurde aus praktischen Gesichtspunkten (Gebräuchlichkeit, Anwendbarkeit, Praktikabilität) und aufgrund der Tatsache, dass häufig nur die Nebenfruchtform in Kultur auftritt, der Name Letzterer beibehalten. Einige medizinisch wichtige Arten, wie etwa *Candida albicans* und *Aspergillus fumigatus*, sind bislang aber immer nur in ihrer ungeschlechtlichen Form beobachtet worden. Verwirrend ist zudem, dass die Namen sich im Laufe der Zeit immer wieder ändern.

1.4 Medizinische Einteilung (DHS-System)

Die botanische Einteilung, obwohl sie wissenschaftlich richtig ist, wird in der Medizin praktisch nicht angewandt, weil sie recht kompliziert erscheint und, nicht zuletzt, weil unter den üblichen Bedingungen vom Mediziner die geschlechtlichen Formen nur selten gesehen werden. Dagegen stellt das DHS-System eine praktikable – wenn auch manchmal nicht ganz zutreffende, insuffiziente und sogar irreführende – Einteilung in Dermatophyten, Hefepilze und Schimmelpilze dar. Allerdings muss das System noch notwendigerweise durch weitere Gruppen wie Schwärzepilze (Dematiazeen), Zygomyzeten und dimorphe Pilze ergänzt werden.

Dermatophyten

In dieser Gruppe von Pilzen gibt es nur wenige Gattungen (Tab. 5). Nur wenige Arten treten als Krankheitserreger beim Menschen auf. Sie alle haben gemeinsam, dass sie ihr Wachstumsoptimum bei Temperaturen $<37°C$

Tab. 5

Die wichtigsten Dermatophyten

	Anthropophil	Zoophil	Geophil
Trichophyton	*rubrum*	*verrucosum* (Kälber)	*terrestre*
	interdigitale	*mentagrophytes* (Haustiere, Nager)	
	tonsurans (Sportler) *violaceum* *schoenleinii*	*equinum*	
Microsporum	*audouinii*	*canis*	*gypseum*
Epidermophyton	*floccosum*		

haben und Keratin für ihr Wachstum benötigen, das auch ihre Virulenz steigert. Da diese Substanz beim Menschen nur in der Haut mit einem mehrschichtigen, verhornten Plattenepithel, in den Haaren und in den Nägeln vorkommt, können Dermatophyten nur dort auftreten und entzündliche, pathologische Reaktionen auslösen. Eine Invasion in tiefere Hautschichten ist selten, und eine Dissemination ist ganz unmöglich.

Die üblichen Standorte bzw. die Infektionsquellen sind je nach Keimart unterschiedlich. Vor allem die zoophilen und geophilen Keime, an die der Mensch noch nicht adaptiert ist, können heftige Reaktionen auslösen. Noch vor 100 Jahren war *Trichophyton interdigitale* (früher genannt: *T. mentagrophytes*) der häufigste Dermatophyt in Deutschland, und da die Bevölkerung sich seit Jahrhunderten an diesen Pilz gewöhnt hatte, war die entzündliche Reaktion nur schwach. Heute dagegen tritt ganz überwiegend *Trichophyton rubrum* auf, der ursprünglich aus Afrika stammt und mit den Sklaven nach Amerika gebracht wurde, wo er in der weißen Bevölkerung heftige Entzündungen auslösen kann. Die amerikanischen Soldaten haben im zweiten Weltkrieg diese neue Spezies nach Europa gebracht, wo sie sich stark ausbreitete.

Die Differenzierung der Dermatophyten erfolgt heute immer noch meistens durch morphologische Unterschiede. Durch genetische Verfahren lassen sich jedoch innerhalb einer morphologischen Gruppe noch weitere Feintypisierungen treffen, so der anthropophile Keim *T. interdigitale*. Die Benennung der Dermatophyten nach ihrer geschlechtlichen Form, die gelegentlich beobachtet wird, hat nur einen geringen Stellenwert (siehe Tab. 4).

Da die Teilungsgeschwindigkeit der Hautpilze niedrig ist, dauert es manchmal sechs bis acht Wochen, bis eine sichtbare Kolonie auf einem künstlichen Nährboden entsteht.

Neben den eigentlichen Dermatophyten findet man als normale Kommensalen, aber gelegentlich auch als pathogenen Keim auf der Haut, den Sprosspilz *Malassezia furfur*. Er hat eine ganz dicke Zellwand und trägt außerdem ganz außen noch eine Lipidschicht, welche ihn vor der Phagozytose schützt und die Entzündungsreaktion des Gewebes vermindert, so dass der Pilz chronisch die Hautoberfläche besiedeln kann. Durch Produktion von UV-Licht-absorbierenden Pigmenten in der Zellwand schützt der Pilz sein Genom vor schädigenden Umwelteinflüssen.

Hefepilze (Sprosspilze)

Eigentlich taugt dieser Begriff eher für Bäcker und Bierbrauer, die darunter den Pilz *Saccharomyces cerevisiae* verstehen, denn im Grunde können die meisten Pilze aus den diversen botanischen Gruppen vorübergehend in der Hefeform vorkommen, selbst Zygomyzeten.

In der Medizin versteht man darunter im engeren Sinne Pilze der Gattung Candida, evtl. noch *Cryptococcus* spp. und *Trichosporon* spp. Diese Pilzgruppe ist jedoch genetisch und biologisch sehr heterogen. Während *Cryptococcus* spp. und *Trichosporon* spp. zu den Basidiomyzeten zählen, gehören die Candida-Arten zu den Ascomyzeten (derzeit werden noch einige, wie z. B. *C. albicans*, bei den Deuteromyzeten eingeordnet, weil deren geschlechtliche Form noch nicht beobachtet wurde). Auch innerhalb der in der Medizin üblichen, aber virtuellen Gattung „Candida" gibt es erhebliche Unterschiede, denn nach ihrer

21

Tab. 6

Nomenklaturprobleme bei Sprosspilzen

Anamorph (ungeschlechtlich)	Teleomorph (geschlechtlich)
Candida lusitaniae	Clavispora lusitaniae
Candida famata	Debaryomyces hansenii
Candida pelliculosa	Hansenula anomala
Candida krusei	Issatchenkia orientalis
Candida kefyr (C. pseudotropicalis)	Kluyveromyces marxianus
Candida guilliermondii	Pichia guilliermondii
Candida utilis	Pichia jadinii
Candida lipolytica	Yarrowia lipolytica

geschlechtlichen Form müssten sie anders differenziert werden (Tab. 6).

Typisch für diese Gruppe von Pilzen ist die ungeschlechtliche Vermehrung der runden Blastosporen durch Knospung bzw. Sprossung, so dass diese Pilze auch als Sprosspilze bezeichnet werden. Einige können neben der Blastosporenform auch in einer filamentösen Form (Pseudomyzel bzw. Myzel) vorkommen, wenn die Bedingungen dafür günstig sind. Diese charakteristischen Wachstumsformen können zur mikromorphologischen Typisierung herangezogen werden. Kommerzielle Kits (z. B. Api-System) sind geeignet, die diversen Arten mittels ihrer biochemischen Leistungen zu benennen.

Während *C. albicans* häufig den Darm des gesunden Menschen kolonisiert – und eben auch von Mensch zu Mensch übertragen werden kann – kommen die anderen Candida-Arten in der Umgebung, z. B. auf Früchten, vor. Die größte medizinische Bedeutung hat *C. albicans*. Aber zunehmend wird – vor allem bei Älteren – auch *C. glabrata* als Krankheitserreger oder als Besiedeler isoliert. *C. parapsilosis* hat eine große Neigung, auf Plastikmaterial Biofilm zu bilden, und ist deswegen oft bei Katheterinfektionen zu finden.

Cryptococcus spp. kann biochemisch von *Candida* spp. abgetrennt werden, weil sie – wie auch *Trichosporon* – Urease produzieren. Außerdem ist für pathogene Kryptokokken, z. B. *Cryptococcus neoformans*, die Bildung von einer Kapsel typisch.

Unter den Trichosporon-Arten ist vor allem *T. asahii* (früher *T. beigelii* genannt) pathogen. Mikromorphologisch werden diese Pilze daran erkannt, dass sie auf Nährböden filamentös wachsen und dann in Arthrokonidien zerfallen.

Schimmelpilze

Der Name für diese heterogene Gruppe stammt aus der Laiensprache und beruht auf dem typischen, flauschigen Wachstum, was durch ein Luftmyzel bedingt ist. Früher bezeichnete man diese Pilze als „Fadenpilze" = Hyphomyzeten, was jedoch nicht treffend ist, weil eben auch Hefepilze in einer filamentösen Form vorkommen können. Bei den meisten Vertretern sind die Hyphen nicht pigmentiert: sog. Hyalohyphomyzeten (siehe Abb. 2). Die Verzweigungen sind meistens spitzwinklig.

Die Schimmelpilze, die überwiegend zur Gruppe der Ascomyzeten gehören, besiedeln hauptsächlich totes, organisches Material, also feuchte Lebensmittel, Mülltonnen, Laub etc. Gelegentlich kommt es durch aerogene Ausbreitung von asexuellen Pilzsporen (Konidien)

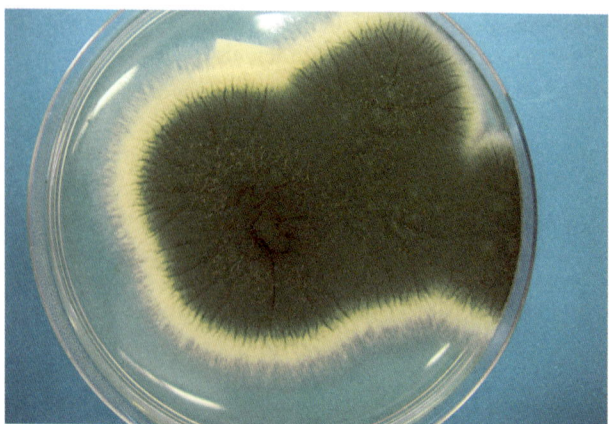

Abb. 2: Kultur von *Aspergillus fumigatus*. Die Hyphen erscheinen weiß (nicht pigmentiert) (Hyalohyphomyzet), im älteren Teil der Kolonie – im Zentrum – bilden sich Konidien (Sporen), die grünlich-grau pigmentiert sind.

zu einer transienten Kolonisierung der Haut bzw. von Schleimhäuten. Als typische Opportunisten können manche Schimmelpilze oberflächige, aber auch invasive Mykosen induzieren.

Die größte medizinische Bedeutung als Infektionserreger kommt Pilzen der Gattung Aspergillus zu, wovon es mehrere Arten gibt: neben *A. fumigatus* treten örtlich gehäuft auch *A. terreus* und seltener *A. flavus* und *A. niger* auf. Infektionen mit Pilzen der Gattung Penicillium sind eher selten, als Auslöser von Allergien und Intoxikationen dagegen sind sie von großer Bedeutung. Die meisten Arten der Gattung Fusarium sind pflanzenpathogen, z. B. *F. graminearum*. Pilze dieser Gattung können als Saprophyten auf organischen Nährböden wachsen und dabei zahlreiche Mykotoxine, speziell Trichothecene und Zearalenone, produzieren. Nur wenige Arten sind pathogen für den Menschen, darunter *F. solani* und *F. oxysporum*, die einerseits oberflächliche Infektionen, z. B. Nagelmykosen, und andererseits – zumindest bei Abwehrgeschwächten – auch systemische Infektionen hervorrufen können.

Dematiazeen ("Schwärzepilze")

Bei diesen Pilzen (Tab. 7) sind nicht nur die Konidien pigmentiert, sondern auch die Hyphen selbst (Phäohyphomyzeten), was die Virulenz der Pilzzellen erhöhen kann, wenn sie z. B. nach traumatischer Inokulation in die Haut gelangen und sich dort dann vermehren und eine lokale Entzündung hervorrufen. Bei abwehrgeschwächten Personen verlaufen Infektionen mit diesen opportunistischen Pilzen besonders aggressiv.

Tab. 7

Einige relevante Beispiele von sog. "Schwärzepilzen"

Vertreter der Dematiazeen	
Alternaria	Phialophora
Aureobasidium	Phoma
Cladosporium	Scedosporium
Curvularia	Fonsecaea
Drechslera	Ulocladium
Exophiala	Wangiella

Weiterhin können solche Pilze, die in der Umwelt – vor allem auf feuchtem Untergrund – häufig vorkommen, auch als Allergene in Erscheinung treten.

Zygomyzeten

Gekennzeichnet ist diese heterogene Gruppe von Umweltpilzen (Tab. 8, Abb. 3) durch ihre Art der geschlechtlichen Vermehrung, nämlich der Produktion von Zygosporen.

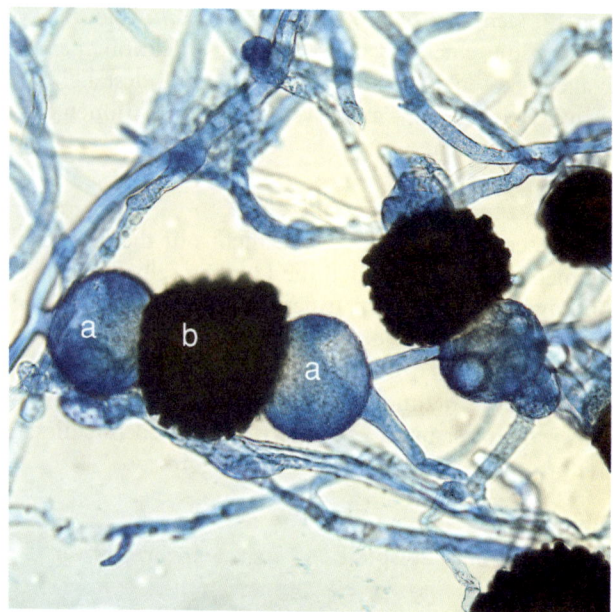

Abb. 3: Sexuelle Vermehrung von Rhizopus. Neben unseptierten Hyphen, die in ihrem Dickendurchmesser variieren und sich meistens im rechten Winkel verzweigen, sieht man die Bildung von Zygosporen gerade nach der Konjugation von aufgeblähten, sexuell differenzierten Zellen (Gameten) (a), und von reifen Zygosporen (b).

Daneben vermehren sie sich auch ungeschlechtlich, wobei die Pilzsporen (Konidien) in einem Sporangium gebildet werden. Diese Konidien sind hydrophil. Sie halten sich nur kurz in der Luft und sedimentieren schnell. Die Rolle von bakteriellen Endosymbionten in manchen Zygomyzeten im Hinblick auf ihr biologisches Verhalten bzw. auf ihre Virulenz ist noch unklar.

In Deutschland spielen die Mucorazeen die größte Bedeutung!

Tab. 8

Medizinisch relevante Zygomyzeten

Pilze	Vorkommen	Wachstum	Pathogenität
Entomophthorales *Basidiobolus* *Conidiobolus*	tropische Länder	langsam; glatte, schleimige Kolonien;	(eigentlich hauptsächlich für Insekten pathogen) manche Arten obligat pathogen für den Menschen
Mucorales Mucor-Arten - *Absidia* - *Apophysomyces* - *Mucor* - *Rhizopus* *Cunninghamella* *Saksenaea* *Syncephalastra* *Cokeromyces*	überall	schnell; flauschige Kolonien (Luftmyzel)	Opportunisten harmlose Umweltkeime Opportunisten

Dimorphe Pilze

Bei dieser außergewöhnlichen Pilzgruppe (Tab. 9) versagt die frühere Einteilung in Hefe- bzw. Fadenpilze, denn sie können je nach Standort- und Umweltbedingung einen Formenwechsel vollführen: bei 37°C – also im menschlichen Körper – wachsen sie in der Hefeform; in diesem Zustand sind sie nicht kontagiös. Es gibt also keine Mensch-zu-Mensch-Ausbreitung. In der Umwelt dagegen kommen sie in der Myzelform vor, wobei sie Sporen bilden, die hochinfektiös sind und überwiegend aerogen übertragen werden. Die meisten Arten kommen nur in umschriebenen Endemiegebieten der Welt vor.

Tab. 9

Dimorphe Pilze

Pilzart	Vorkommen	Prädisposition	Lokalisation der Läsionen	Prognose
Blastomyces dermatitidis	USA (Ohio, Mississippi)	Keine; bei Abwehrschwäche maligne Verläufe	Lunge ZNS Auge	In 50 % Spontanheilung; manifester Erkrankungsverlauf: chronisch
Coccidioides immitis	USA (Kalifornien) Guatemala, Honduras, Bolivien, Paraguay	Keine; bei Abwehrschwäche maligne Verläufe	Haut Lunge ZNS	In 90 % Spontanheilung; manifester Errankungsverlauf: chron. progredient
Histoplasma capsulatum	USA, (Ohio, Mississippi), Zentral- und Südamerika, West- und Zentralafrika; Kot von Vögeln u. Fledermäusen	Keine	Haut Schleimhaut RES	Mehrzahl asymptomatisch; bei Abwehrschwäche maligne Verläufe
Sporothrix schenkii	ubiquitär	Keine	Haut	lokalisierte Infektion; Spontanheilung möglich
Penicillium marneffei	Südostasien (Vietnam, Thailand)	Abwehrschwäche (AIDS)	RES	Dissemination

Pneumocystis jirovecii

Lange Zeit war ungeklärt, ob Pneumocystis überhaupt zu den Pilzen zählt, denn dieser Pilz hat nicht, wie sonst alle Pilze, Ergosterin als Lipidbaustein in seiner zytoplasmatischen Membran, und ist somit gegenüber den Polyenen und Azolen resistent. Im Tierreich kommen noch verschiedene Varianten vor, z. B. *Pneumocystis carinii* in der Ratte, die jedoch für den Menschen apathogen sind.

Encephalitozoon bieneusii

Die Gruppe der mitochondrienfreien Mikrosporidien wurde ebenfalls bis vor kurzem zu den Protozoen gerechnet, nicht zuletzt weil sie sich intrazellulär in den Darmepithelzellen vermehren und beim AIDS-Patienten chronische, wässrige Diarrhoe auslösen, die durch Albendazol, einem Wurmmittel, gebessert werden. Aber die Präsenz von Chitin in der Zellwand zeigt ihre Nähe zu den Pilzen.

2   Die Rolle der Pilze in der Medizin

2.1   Mykotoxikosen

MVOCs

Manche Schimmelpilze scheiden ein charakteristisches Spektrum von flüchtigen organischen Stoffen (mycotic volatile organic compounds) aus, die den bekannten, modrigen Geruch bedingen, der von verschimmelten Materialien ausgeht. Der häufigste und wichtigste Stoff ist **Geosmin**. Solche Substanzen sind beteiligt bei dem sog. „Sick-building-Syndrome" (Tab. 10), das eben entsteht, wenn über längere Zeit große Mengen von Schadstoffen inhaliert werden, wobei erhebliche individuelle Unterschiede in der Empfindlichkeit existieren.

Tab. 10

Manifestation des „Sick-building-Syndrom"

Lokale Symptome von Haut bzw. Schleimhäuten	Generalisierte Symptome
Konjunktivitis	Kopfschmerzen
Chronische Sinusitis	Müdigkeit
Verstopfte Nase	Konzentrationsschwäche
Halskratzen	Gedächtnisstörung
Hautbrennen	Übelkeit
Hautjucken	

Mykotoxine, Intoxikationen

Pilze können viele toxische Substanzen produzieren – etwa Alkohol –, die aber im engeren Sinne nicht zu den ca. 400 bekannten Mykotoxinen gehören. Letztere sind allesamt sekundäre Stoffwechselmetabolite und gehören zu ganz unterschiedlichen chemischen Gruppen. Sie entstehen, stark abhängig von bestimmten Umweltbedingungen, während des Wachstums der Hyphen. Aufgrund

Tab.11

Einige Mykotoxine in der Nahrung

Toxin	produzierende Pilze	Vorkommen	Folgen
Aflatoxin B	*Aspergillus flavus*	Div. Lebensmittel, spezielle Nüsse (bevorzugt in tropischen Ländern)	Karzinogen
Ergotamin	*Claviceps purpurea*	Getreide (Mutterkorn)	Vasokonstriktorisch
DON (Vomitoxin)	*Fusarium* spp.	Getreide, Mehl	Übelkeit, Erbrechen, Diarrhoe
Ochratoxin	*Aspergillus ochraceus* u . a. m.	Getreide, Wein, Kaffee; Schweinefleisch	Nephrotoxisch, karzinogen
Patulin	*Penicillium expansum* (früher *P. patulum*)	Obstsäfte	Nephrotoxisch, karzinogen
Zearalenon	*Fusarium* spp.	Getreide	Östrogenwirkung
Roquefortin *roqueforti*	*Penicillium*	Blauschimmelkäse	Neurotoxisch
T2-Toxin	*Fusarium* spp.	Getreide	Immunsuppressiv

ihrer geringen Größe werden sie vom Immunsystem nicht als Antigen erkannt; das bedeutet, dass sie bei wiederholter Exposition immer wieder ihre toxische Eigenschaft entfalten können, weil sie nicht neutralisiert werden.

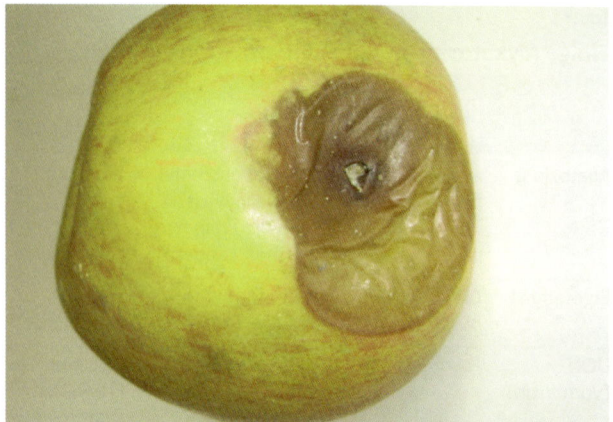

Abb. 4: Apfelbraunfäule bedingt durch *Penicillium expansum*. Das Mykotoxin Patulin, das schnell durch den gesamten befallenen Apfel diffundiert, gelangt mit solchem Fallobst in den Apfelsaft. (Bei der alkoholischen Gärung wird das Toxin abgebaut. Most und Apfelwein sind also frei von Patulin.)

In seltenen Fällen können Mykotoxine, die in den Pilzsporen enthalten sind, auch aerogen übertragen werden, zum Beispiel bei *Stachybotrys chartarum*, der auf ganz feuchtem Untergrund wächst (also z. B. auf Wänden, die durch Wasserschaden klatschnass geworden sind).

Bei exzessiv hohen Toxinmengen, wie sie allerdings heute in unserer Nahrung praktisch nicht auftreten, sondern allenfalls bei chaotischen Zuständen, etwa bei völliger Armut, im Krieg und während Katastrophen, kommt es zu akuten Organschäden. Viel bedeutungsvoller sind jedoch die Folgen bei chronischer Exposition oder durch schwer abbaubare Toxine, wie etwa Ochratoxin. Da manche der Toxine karzinogen, mutagen und immunsuppressiv wirken, kann ihre pathogenetische Rolle im Prinzip unterstellt werden, obwohl im Einzelfall die ursächliche Beteiligung bei Krankheiten nur zu vermuten bleibt. In Afrika dagegen ist Aflatoxin B die Hauptursache für das häufigste Karzinom, nämlich das primäre Leberzellkarzinom, nicht zuletzt weil es auch einen starken Synergismus mit anderen Noxen wie chronischer Hepatitis B und C gibt.

2.2 Mykoallergosen

Neben Pollen, Milben und Chemikalien sind diverse Pilze (Tab. 12) Auslöser von Allergien. Die Pilze können vor allem in ihrer Zellwand allergene Strukturen tragen. Deren Zahl ist groß, und noch nicht alle Antigene sind bekannt bzw. genau definiert. Ein Problem ist, dass viele Antigene nicht nur bei einer Pilzart vorkommen. Eine exakte Aussage über den verursachenden Pilz ist bei einer Hauttestung somit nicht möglich.

Tab. 12

Pilze als Auslöser von Allergien

Die wichtigsten allergenen Pilzarten
Cladosporium
Alternaria
Penicillium
Chaetomium
Stachybotrys

Die Exposition gegenüber den Pilzantigenen ist im Sommer am größten, wenn in der Umwelt viel organisches, verrottendes Material anfällt, auf dem sich die Pilze vermehren können und dabei Konidien bilden, die aerogen verbreitet werden. Typischerweise treten auch Allergien (Reizung von Schleimhäuten, Asthma, etc.) bei Personen auf, die in verschimmelten Räumen wohnen bzw. arbeiten, also dann besonders im Winter.

2.3 Mykosen

Pathogenese der Pilzinfektion

Einige Pilze können den Menschen besiedeln, in den Körper eindringen, sich in ihm vermehren und eine entzündliche Reaktion auslösen, also kurzum eine Infektion erzeugen. Die Manifestationsorte sind dabei ganz variabel (Tab. 13).

Tab. 13

Manifestationsorte von Mykosen

Superfiziell	Systemisch
Mund	ZNS
Ösophagus	Auge
Vagina	Lunge
Glans penis	Herz
Haut	Leber
Nägel, Haare	Niere
Schleimhäute	Knochen

Opportunistische Erreger

Obligat pathogene Bakterien sind in der Lage, auch immunkompetente Individuen zu befallen, weil sie ein großes Arsenal von Virulenzfaktoren, darunter auch bakterielle Toxine, bilden, wodurch sie in die Lage versetzt werden, die diversen angeborenen und erworbenen Immunmechanismen des Menschen zu unterlaufen. Die allermeisten Pilze sind ziemlich harmlos und nicht in der Lage, in oder auf dem Menschen zu überleben (Tab. 14).

Einige wenige Pilze sind Opportunisten, d. h. sie sind in der Lage, sich unter günstigen Umständen, z. B. bei deutlich verminderter Infektabwehr des Opfers, auf diesem lebenden Nährboden zu entwickeln wie auf einem künstlichen, organischen Substrat. Eine Grundvoraussetzung

Tab. 14

Einteilung einiger Pilze nach Gefährlichkeit

Risikogruppe I ungefährliche Keime (zumindest für gesunde Erwachsene)	Risikogruppe II mäßiges Risiko	Risikogruppe III hohes Risiko
Saccharomyces	Cryptococcus neoformans	Coccidioides
Pichia	Absidia	Histoplasma
Geotrichum	Mucor	Exophiala
Penicillium	Rhizopus	
	Aspergillus	
	Microsporum	
	Trichophyton	
	Epidermophyton	
	Candida albicans	

für eine Infektion ist natürlich ein gewisses Maß an Fitness der Pilze, die ihnen erlaubt, sich auch unter widrigen Umständen mit Nährstoffen zu versorgen und sich zu vermehren. So sind z. B. bei großflächigen Verbrennungen oder bei Leukämie Schimmel, etwa *Aspergillus fumigatus,* auf der Haut zu finden, die zu breiten Kolonien auswachsen (ähnlich wie man es von der Marmelade kennt).

Zygomyzeten, die in der Umwelt weitverbreitet sind, haben zahlreiche Enzyme, die in saurem Milieu besonders gut wirksam sind. Folglich können diese Opportunisten sich speziell bei einer ketoazidotischen Stoffwechsellage eines Diabetikers im menschlichen Körper vermehren. Diese Pilze haben einen Rezeptor für den Eisenchelator Desferrioxamin (Eisen ist bei diesen Pilzen für Ihr Wachstum essenziell); wenn ein Patient damit behandelt wird, können die Pilze diese Substanz, beladen mit Eisen, aufnehmen und sich rasant vermehren. Die

Zygomyzeten haben eine Tendenz, intravasal, sogar intraarteriell zu wachsen, sodass schnell eine Dissemination droht. Andere Eisenchelatoren, wie Deferipron und Deferasirox, dagegen werden nicht aufgenommen und somit wird das Wachstum dadurch eher unterdrückt.

Fakultativ pathogene Erreger
Auch wenn Pilze kein großes Armamentarium von Virulenzfaktoren haben, um einen Menschen zu attackieren, so besitzt doch eine Reihe von Pilzen zusätzlich einige wenige Eigenschaften, die sie als Angriffswaffe einsetzen können (Tab. 15), um bei einem empfänglichen Individuum gut in das Gewebe einzudringen und dann auch das Gewebe bei bislang gesunden Menschen zu schädigen. Toxine, wie sie bei bakteriellen Infektionen eine wichtige Rolle spielen, sind bei Pilzinfektionen nur vereinzelt, z. B. bei der Infektion mit *A. fumigatus*, von Bedeutung.

Tab. 15
Vermutete Virulenzfaktoren von Pilzen

Armamentarium der Pilze
Adhäsine
Proteinasen
Phospholipasen
Urease
ABC-Transporter
Morphologische Merkmale (Myzelform, Kapsel)
Phenotypic switching
Pigment-(Melanin-)Produktion

Dermatophyten
Dermatophyten besitzen die Fähigkeit, eine Reihe von Enzymen (Proteasen, Lipasen, etc.) zu produzieren, die das Gewebe schädigen und zerstören, womit sich der Pilz

die nötigen Nährstoffe besorgt. So sind sie auch in der Lage, Keratin zu spalten, das eine essenzielle Nahrungsquelle darstellt. Folglich befallen diese Pilze ausschließlich die Haut mit verhorntem, mehrschichtigen Plattenepithel sowie die Hautanhangsgebilde wie Haare und Nägel. Eine tiefe Invasion in das Gewebe ist selten und eine Dissemination unmöglich.

Auf diesen Reiz hin erfolgt eine heftige entzündliche Reaktion am Ort der Pilzinvasion. Es kommt zu einem Influx von neutrophilen Granulozyten und aktivierten Makrophagen, die ihrerseits durch Zytokinbildung, z. B. TNF-α, die Entzündung weiter steigern. Zudem kommt es zu einer generalisierten Aktivierung des Immunsystems, mit einer Stimulierung von T-Lymphozyten sowie zu einer Produktion von Antikörpern durch B-Lymphozyten. Speziell bei Atopikern kommt es auch zur Produktion von IgE.

Candida spp.

Wenn es „feucht, warm und dunkel" ist, finden Candida-Arten die Gelegenheit, sich auf Haut und Schleimhäuten zu vermehren. Dies wird erleichtert, wenn als Kollateralschaden einer Antibiotikatherapie die konkurrierende Bakterienflora beseitigt ist. Man findet dann auf vielen Körperstellen, speziell in Darm, Vagina und in der Harnblase, eine starke Kolonisierung und Vermehrung von Candida. Diese ist zunächst nicht Ursache von Symptomen, sondern die Folge von anderen Störungen.

Eine Darmmykose ist eine Rarität. Selbst bei Epithelulzerationen, z. B. bei Magenulkus, M. Crohn oder Colitis ulcerosa, ist eine Kolonisierung oder sogar eine Invasion der Schleimhaut nicht die Regel. Auch der Nachweis von massenhaft Sprosspilzen im Urin zeigt meist nur die Hohlraumbesiedelung an und ist nicht zwangsweise therapiebedürftig. Meistens bleibt es bei einer oberflächlichen Kolonisierung, aber gelegentlich bilden sie ein dichtes Pilzgeflecht. Dieser sichtbare, weiße – später auch pigmentierte – Belag wird als Soor bezeichnet.

Die Sprosspilze können bevorzugt in ihrer filamentösen Form (Phasenwechsel) durch das Epithel in tiefere Schichten einwandern. Wenn die Infektabwehr geschwächt ist, besonders bei Neutropenie, können sie sich ausbreiten und innere Organe befallen, vor allem Bereiche des RES, wie Milz und Leber. Pneumonien sind ausgesprochen selten.

Speziell Stämme von *C. albicans* produzieren mehrere Virulenzfaktoren, wie saure Proteasen, Phospholipasen, etc. (siehe Tab. 15), was sie vor allen anderen Candida-Arten befähigt, Infektionen zu induzieren.

C. parapsilosis kann insbesondere auf Plastikmaterial Biofilm erzeugen, wo sie dann vor Antimykotika geschützt sind.

C. glabrata, der übrigens nie in eine filamentöse Form übergehen kann, wird zunehmend bei älteren Menschen als Erreger gefunden.

Eigentlich sind Hefepilze typische Opportunisten, die bei einer Schwäche der lokalen bzw. systemischen Infektabwehr eine Infektion hervorrufen, wie z. B. den Mundsoor bei HIV-Infizierten. Eine Ausnahme bildet dabei die Vaginalmykose, eine Infektion der ansonsten gesunden Frau. Unterschätzt wird auch die Rolle von Hefepilzen bei der Entstehung von Karies, denn regelmäßig können Candida-Arten in den Kavitäten nachgewiesen werden.

Aus der großen Zahl von Hefepilzen ist lediglich eine kleine Gruppe, dank einiger Virulenzfaktoren, in der Lage, eine Infektion zu induzieren.

Prinzipiell kann man dabei drei Schritte voneinander trennen (Abb. 5):

1. Adhäsion
Hefepilze besitzen keine ausgesprochenen Haftorgane, wie etwa Pili, mit denen sich z. B. die Kolibakterien an die Blasenwand anheften, aber mit Hilfe polymerer Zuckermoleküle, vor allem mit Zellwandproteinen, wie etwa HWP1 und ALS, können sich Pilzzellen der Spezies *C. albicans* fest an Rezeptoren der Plattenepithelzellen der Mundschleimhaut oder auch der Vaginalwand anheften. Wenn die Gene dieser Adhäsine ausgeschaltet

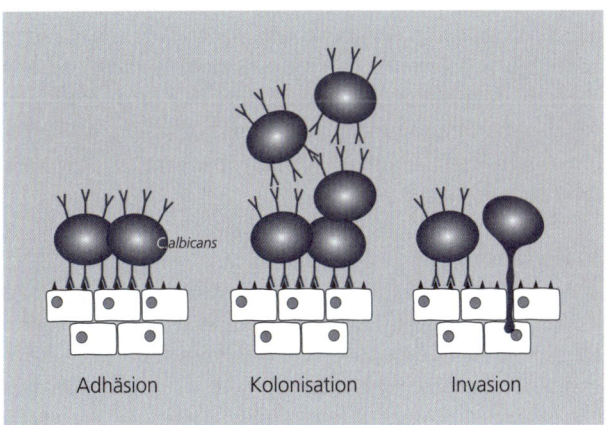

Abb. 5: Pathogenese der Sprosspilzinfektion

werden, sind die Pilze apathogen. Ein weiteres Adhäsin von *C. albicans* ist das Integrin-ähnliche Protein INT1, das ganz stark an Proteine des Wirtes, die bestimmte Aminosäure-Motive (nämlich RGD [Arginin-Glycin-Aspartat]) enthalten, binden kann, darunter auch Fibronektin und Komplementfaktoren.

2. Kolonisation

Ein virulenter Keim kann sich dann bei günstigen Bedingungen auf dieser Epithelschicht vermehren und einen Pilzrasen bilden, denn die Pilze können sich mit den Haftorganen gegenseitig festhalten. So entsteht ein typischer Biofilm, bei welchem die Pilze ganz dicht aufeinander sitzen und ihr Verhalten gegenseitig stark beeinflussen. Mediatorstoffe, wie etwa Farnesol und Tyrosol, tragen Informationen von Pilzzelle zu Pilzzelle, wodurch ein „quorum sensing" entsteht. Obwohl nicht eigentlich resistent, denn sie sind unter planktonischen Bedingungen (d. h. in einer Suspension) wieder voll empfindlich, sind die Pilze in diesem Stadium refraktär (rekalzitrant) gegen die meisten Antimykotika, speziell die Azole, und auch gegen diverse Antiseptika. Weiterhin werden polymere Kohlenhydrate als extrazelluläre Matrix gebildet, welche die Penetration von antimykotischen Wirkstoffen behindert. Insgesamt ist also ein solcher Pilzrasen schwer zu behandeln.

3. Invasion

Eine der Voraussetzungen einer Invasion von *C. albicans* ist der Übergang von der Hefeform in die Hyphenform. Begünstigt wird dies durch Umweltfaktoren, z. B. Östrogene; Hefepilze enthalten nämlich im Zytoplasma Östrogenrezeptoren. Werden diese stimuliert, steigt die Pathogenität. Dies erklärt, warum gerade bei der Frau in der Prämenopause, in der Schwangerschaft und bei der hormonellen Kontrazeption das Risiko einer Vaginalmykose höher ist. Die Hefepilze synthetisieren selbst Entzündungsmediatoren, wie etwa Prostaglandine und Leukotriene. Diese Mediatoren haben eine Rückkopplung und steigern die Transition von der Hefe in Hyphenform.

Hilfreich, um sich im Gewebe auszubreiten, ist für den Pilz die Bildung verschiedener saurer Aspartatproteasen (SAPs), die in großer Menge sezerniert werden. Sie spalten Interzellularbrücken und zerlegen Proteine, sodass Aminosäuren freigesetzt werden, die dem Pilz als Nahrung dienen. Da auch Immunglobuline von manchen der SAPs gespalten werden können, wird diese Abwehrlinie des Wirtes von virulenten Pilzen aufgebrochen. Gewebe, die im Grunde eine anatomische Barriere darstellen, bestehen auch aus Lipiden, und so muss ein virulenter Pilz auch noch Phospholipasen besitzen, um diese Hindernisse zu beseitigen.

Cryptococcus spp.

Diese Pilze gehören nach botanischer Klassifikation in die Gruppe der Basidiomyzeten. Auf Grund ihrer geschlechtlichen Vermehrungsform heißen sie eigentlich *Filobasidiella*. In der Umwelt gibt es eine Vielzahl von saprophytischen, apathogenen Kryptokokken-Arten. Die pathogenen Kryptokokken-arten gehören zu *C. neoformans* und *C. gattii* (Tab. 16).

Die pathogenen Kryptokokken besitzen mehrere essenzielle Virulenzfaktoren:
– Eine dicke Kapsel aus Polysaccharid (Glucurono-Xylo-Mannan) wirkt antiphagozytär und immunsup-

Tab. 16

Eigenschaften der verschiedenen pathogenen Kryptokokken

Art		Serovar	Vorkommen	Pathogenität
Geschlechtliche Form	Ungeschlecht- liche Form			
Filobasidiella neoformans	*Cryptococcus neoformans var. neoformans var. grubii*	AD A	Ubiquitär Taubenkot	Opportunistisch (z. B. bei AIDS)
Filobasidiella bacillispora	*Cryptococcus gattii*	B, C	Eukalyptus subtropische Länder (z. B. Australien)	Obligat pathogen

pressiv (in der Umwelt schützt sich der Pilz durch die geschrumpfte Kapsel vor Austrocknung).

- Melanin schützt in der Natur vor DNA-Schäden durch UV-Licht. Im Wirt schützt es vor Oxidation und vor Degradierung in den Makrophagen.
- Proteasen können Komplement und Immunglobuline zerstören.

Je nach quantitativer Ausprägung der Virulenzfaktoren ist die Virulenz von Isolaten ganz unterschiedlich. Während ein gesunder Mensch eine zufällige Infektion mit *C. neoformans* wirksam in Schach hält, kommt es bei Abwehrgeschwächten (AIDS, Leukämie) zu progredienten Infektionen. *C. gattii* dagegen kann auch schon bei einer abwehrtüchtigen Person zu einer fortschreitenden Infektion führen.

Aspergillus spp.

Die geschlechtliche Art von *A. fumigatus* ist noch nicht bekannt; genetisch gehört dieser Pilz aber in die Gattung Neosartorya. Er kommt ubiquitär auf verrottendem, organischem Material vor. Durch Inhalation gelangen die kleinen Konidien in die Atemwege und speziell bis in die Lungenalveolen, wo sie durch Surfactant und andere Faktoren der angeborenen Immunität inaktiviert oder von den Alveolarmakrophagen phagozytiert werden. Es kommt zu einer Stimulierung der „pathogen associated molecular patterns" (PAMP), z. B. Dectin 1, Mannoserezeptor und TLR2, wodurch die Produktion von Zytokinen, wie TNF-α, stimuliert wird, was eine entzündliche Reaktion auslöst, welche die Invasoren abtötet, sodass keine Ausbreitung erfolgt. Bei einer Störung der Aktivität der Infektabwehr können die Pilze überleben und in das Lungenparenchym einwachsen. Vor allem wenn über längere Zeit (> 10 Tage) eine Neutropenie besteht, wobei die Funktion der Granulozyten wie auch der T-Lymphozyten entscheidend ist, kann diese Infektion lokal fortschreiten. Die Pilze besitzen in ihrer Zellwand Bestandteile, wie Glucan, Galaktomannan und Mannoproteine, welche sie vor Phagozytose und intrazellulärer Degradation schützen. Durch Produktion von Katalase und Superoxiddismutase wehren sie sich gegen die antimikrobiellen Sauerstoffradikalen. Die Pilze produzieren Gliotoxin, ein zytotoxisches und immunsuppressives Mykotoxin, das in die Umgebung diffundiert und die Gewebsbestandteile, speziell die Granulozyten und die T-Lymphozyten, schädigt und die noch vorhandene Abwehr hemmt.

Weiterhin bildet *A. fumigatus* diverse Enzyme, darunter vor allem Proteasen, welche das Gewebe auflösen und die Verbreitung der Pilze ermöglichen. Die Pilzhyphen wachsen in die umliegenden Gefäße ein, und deren Thrombose führt zu einer Minderdurchblutung und hypoxischen Schädigung des Gewebes, was in der Bildgebung als „Halo"-Zeichen imponiert. Wenn dann im Laufe von

Tagen das abgeschnittene und infizierte Gewebe nekrotisch wird und zerfällt, kann Luft eindringen, was als „air crescent sign" beschrieben wird. Auch wenn in der Blutkultur nur ganz selten Pilzelemente nachweisbar sind, erfolgt doch intermittierend eine vaskuläre Ausbreitung und Dissemination in entfernte Organe, wie z. B. ZNS. Auch mit infektiösen Hautmetastasen muss man rechnen.

Eine gefürchtete Komplikation in der Herz-, Lungen- und Gefäßchirurgie ist die lokale Infektion der Anastomosennähte.

Eine andere Pathogenese entwickelt sich nach einer primären Kolonisierung von vorhandenen Hohlräumen, z. B. den Nasennebenhöhlen, und von Kavernen in der Lunge. Lokal entwickelt sich ein dichtes Pilzgeflecht (ein sog. „fungus ball"), das lageabhängig im Röntgenbild beweglich ist. Ein solches Aspergillom, das auf Medikamente nicht anspricht, sondern nur chirurgisch zu heilen ist, kann viele Jahre bestehen und evtl. lokale Beschwerden, wie etwa verstopfte Nase oder allergische Immunreaktion (allergic bronchopulmonary aspergillosis = ABPA), erzeugen. Gelegentlich kann – selbst bei abwehrtüchtigen Individuen – der Pilz invasiv werden und z. B. in die Orbita einbrechen, wo dann akut – meistens einseitig – eine Blutung erkennbar wird.

Bei Patienten mit Mukoviszidose kommt es im Laufe einer chronischen Besiedelung der Atemwege mit *A. fumigatus* zu einer entzündlichen Reaktion, welche die Sauerstoffversorgung erheblich beeinträchtigen kann. Eine Kolonisierung der Trachea kann bei Langzeitbeatmeten in eine lokale Infektion der Schleimhaut übergehen. Bei Patienten mit Verbrennungen und Verbrühungen entsteht oft ein oberflächlicher Pilzrasen auf der geschädigten Epidermis. Bei lokaler Störung der Hautphysiologie, z. B. bei einem chronisch-nässenden Ohr, entwickelt sich manchmal eine Otitis externa, wobei der Pilzrasen bei der Inspektion schon sichtbar ist. Der hauptsächliche Erreger ist *A. niger*.

Selten entwickelt sich in Haut- und Weichteilen nach traumatischer Inokulation eine lokale Entzündung, die gelegentlich *per continuitatem* zu einer Osteomyelitis führen kann.

Fusarien

Diese Pilze gelten als sog. „emerging pathogens", weil sie bislang nur selten als Krankheitserreger in Erscheinung traten, aber jetzt bei einer Zunahme sowohl der Zahl an Patienten mit Abwehrschwäche als auch der Intensität der Abwehrschwäche, bedingt durch eine aggressivere Zytostatikatherapie, verstärkt beobachtet werden. Die Verläufe sind klinisch ähnlich wie bei Infektionen mit Aspergillen.

Daneben werden in seltenen Fällen lokale Invasionen der vorgeschädigten Cornea beschrieben, weil diese Pilze mittels zytotoxischer Mykotoxine sich hier den Weg bahnen können.

Dematiazeen

Am häufigsten kommt es nach traumatischer Inokulation lokal zu einer Vermehrung der Pilze und zu einer subkutanen entzündlichen Abwehrreaktion, was als Chromoblastomykose bezeichnet wird. Wenn mehrere Herde zusammenlaufen, so entwickelt sich eine chronische Induration, ein sog. Myzetom (das übrigens viele unterschiedliche

Ursachen haben kann). Bei Abwehrschwäche kann es jedoch zu einer fatalen Ausbreitung des Pilzes kommen.

Pilze der Gattung Scedosporium, die unter bestimmten Bedingungen eine weitere ungeschlechtliche Form, ein sog. Synanamorph, bilden können, das so genannte Graphium, sind – nach *Aspergillus fumigatus* – die zweithäufigsten Pilze bei Mukoviszidose. Die beiden wichtigsten Arten sind *S. prolificans* und *S. apiospermum* (geschlechtliche Form: *Pseudallescheria boydii*). Sie können die Lungenoberflächen kolonisieren und eine entzündliche Reaktion auslösen, sodass die Sauerstoffversorgung bei diesen jungen Menschen noch mehr behindert wird. Typischerweise kann *Scedosporium* spp. schwere, abszedierende Lungenentzündungen bei solchen Personen bedingen, die beinahe ertrunken sind (z. B. im Eis eingebrochen), wobei die Tendenz besteht, dass sich die Pilze im ganzen Körper ausbreiten, speziell bei Infektionen mit *S. prolificans*, weil dieser Pilz auch in vivo Konidien bildet, die dann auch über die Blutbahn disseminieren können.

Zygomyzeten

Wenn auch Infektionen mit diesen Umweltkeimen noch selten sind, so ist die Prognose besonders schlecht. Grundvoraussetzung ist eine starke Schwächung der Abwehr (speziell ketoazidotischer Diabetes, Tumorerkrankungen, Knochenmarktransplantation, Organtransplantation, Hypersiderinämie und Behandlung mit Desferrioxamin oder i.v.-Drogenabusus). Die Pilze besitzen viele Enzyme, die besonders im sauren Milieu aktiv sind, sodass sie destruktiv in das Gewebe wachsen. Zudem besitzen sie einen Rezeptor für eisenbeladenes Desferrioxamin und können sich damit ihren Eisenbedarf bei Einsatz dieses Chelators einfach decken. Auffallend ist ihre Neigung zum intraarteriellen Wachstum. Sie können sich also in ganz verschiedene Organe ausbreiten und zwar innerhalb nur weniger Tage; es bleibt meist nur eine kurze Zeit zwischen Diagnose und Exitus, wenn die Diagnose überhaupt noch *intra vitam* gestellt wird. Die Prognose ist sehr schlecht (ca. 50–90 % Letalität).

Obligat pathogene Erreger

Obligat pathogene Erreger (siehe Risikogruppe III, Tab. 14) spielen bei uns eine ganz untergeordnete Rolle.

In der Umwelt wächst *Coccidioides immitis* in einer filamentösen Form. Die Hyphe zerfällt in Arthrokonidien, die eingeatmet werden. Ähnlich wie bei einer Infektion mit *Mycobacterium tuberculosis* kann die überwiegende Mehrzahl der infizierten, gesunden Menschen die Infektion lokal begrenzen und spontan beenden. In Einzelfällen und vor allem bei abwehrgeschwächten Personen überleben die Pilze in der Hefeform in den Makrophagen und es entwickeln sich spezielle Pilzstrukturen, die sog. Sphärulen. Es kommt zu einer heftigen entzündlichen Reaktion in der Lunge und zu einem Fortschreiten der Infektion, manchmal sogar zu einer Verschleppung in andere Organe, z. B. ZNS oder Haut. Eine spontane Ausheilung ist manchmal möglich, aber in vielen Fällen verläuft die Infektion ohne medikamentöse Hilfe tödlich.

Mittels eines Glykoproteins an der Oberfläche von inhalierten Pilzkonidien der Spezies *Blastomyces dermatitidis* werden Makrophagen aktiviert und sind dann in der Lage, die Konversion des Pilzes in die parasitäre, Sprossform zu verhindern. Wenn sich erst einmal die Sprossform gebildet hat, kann sie wegen einer ganz dicken Zell-

wand und wegen Pigmenten nur schwer von Abwehr-
zellen attackiert werden.

Infektiös ist die filamentöse Form, in welcher *Histoplasma capsulatum* in der Umgebung wächst. Der ther-
misch induzierte Phasenwechsel zur pathogenen Sprossform wird durch ein genetisches Programm gesteuert.
Das oberflächliche HSP 60 fördert die Bindung der
Hefezellen an die Oberfläche der Wirtsmakrophagen,
die den Pilz phagozytieren. Das intrazelluläre Wachstum
kann durch normale Makrophagen nicht gehemmt werden, weil die Pilze mittels Katalase die Sauerstoffradikale
neutralisieren und zudem die Azidifikation der Phagozy-
tosevakuole verhindern. Mittels einer Ferroreduktase
sind sie in der Lage, sich mit Eisen und mittels eines
hochaffinen Bindeproteins mit Calcium zu versorgen.
Wenn also die Hilfe des T-Zell-Systems ausbleibt, kann
die Infektion voranschreiten. In Afrika gilt die Histoplasmose als eine AIDS-definierende, opportunistische
Infektion.

3 Mykosen – Grundlagen

3.1 Exogene und endogene Infektionsquellen

Candida albicans ist Teil der Darmflora des Menschen; wenn man nur intensiv genug sucht, findet man praktisch bei jedem Menschen solche Sprosspilze auf der Haut bzw. auf Schleimhäuten oder im Stuhl. Bei „günstiger" Gelegenheit, z. B. nach längerer Therapie mit Breitbandantibiotika, kann sich ihre Zahl stark erhöhen, was dann fälschlicherweise als Infektion interpretiert werden kann. Eine Verschleppung auf andere Körperregionen ist möglich; so kann z. B. eine Vaginalmykose ausgelöst werden, wenn lokal günstige Bedingungen erfüllt sind. Die anderen Candida-Arten halten sich auf Früchten und in Säften auf. Man muss aber damit rechnen, dass auch eine nosokomiale Übertragung, etwa durch Hände vom Pflegepersonal, erfolgt, was sich z. B. als Katheterinfektion manifestiert.

Das eigentliche Habitat von *Cryptococcus neoformans* ist der Taubenkot (Tab. 16). Die Kryptokokken werden im Allgemeinen aerogen aufgenommen. Beim Abwehrtüchtigen entwickelt sich in der Lunge ein transienter Rundherd, bedingt durch eine zelluläre Abwehrreaktion. Bei Patienten mit Leukämie oder AIDS kommt es wegen der ineffizienten T-Zell-Aktivität zu einer Dissemination (Tab. 17). Zu beachten ist, dass beim männlichen AIDS-Patienten die Kryptokokken in der Prostata persistieren. Nach einem frühzeitigen Ende der Chemotherapie droht somit eine endogene Reinfektion. Die Konsequenz ist, dass diese Patienten lebenslang oder bis zur Wiedererlangung eines ausreichend kompetenten Immunsystems unter antiretroviraler Therapie eine medikamentöse Sekundärprophylaxe nehmen müssen. Bei diesen Personen

Tab. 17

Manifestation einer Kryptokokkose beim Abwehrgeschwächten

Prädilektionsorte (absteigend)
ZNS
Leber
Niere
Knochen
Haut
Herz
Besonderheit: Prostata!!!

wird auch ein sogenanntes Immune Reconstitution Inflammatory Syndrome (IRIS) beobachtet. Wenn die hochaktive antiretrovirale Therapie (HAART) greift und das Immunsystem sich wieder teilweise zu erholen beginnt, kommt es zu einer pathologischen Entzündungsreaktion gegenüber den verbliebenen, latenten Krankheitserregern, was zu erheblichen Beeinträchtigungen des Patienten führt.

C. gattii hält sich auf Eukalyptusbäumen (und anderen – bislang nicht erkannten – tropischen Holzgewächsen) auf. Nicht nur gesunde Koalabären, die sich ausschließlich von Eukalyptusblättern ernähren, sondern auch manche gesunde Menschen, die subtropische und tropische Gegenden bereisen und sich in solchen Wäldern aufhalten, können eine manifeste, progressive Infektion entwickeln. Die Reiseanamnese ist entscheidend für die frühzeitige Diagnose.

Die Infektion mit *Aspergillus* spp. ist im Allgemeinen exogen. Die Konidien sind weitverbreitet, denn auf totem, organischem Material – z. B. in der Biotonne – können sich die Pilze massenhaft vermehren und unter günstigen Bedingungen Konidien bilden, die in die Luft abgegeben werden. Diese kleinen (ca. 4 μm im Durchschnitt), hydrophoben Konidien halten sich lange in der Schwebe. Speziell im Krankenhaus geht die Gefahr von Topfpflanzen aus. Auch (gemahlener) Pfeffer, der in Europa nicht mit Gammastrahlen vorbehandelt werden darf, enthält möglicherweise beträchtliche Mengen von Pilzsporen. Immer wieder wird berichtet, dass bei Bauarbeiten Staub freigesetzt wird, der große Mengen von Aspergilluskonidien enthalten kann, die dann auf abwehrgeschwächte Personen übergehen, wenn sie nicht durch Staubschutzwände abgetrennt sind. Schlecht gewartete Klimaanlagen in Krankenzimmern können Ausgang für nosokomiale Infektionen sein. Umstritten ist die Rolle von Wasser als Träger von Pilzsporen. Gelegentlich können Patienten transient kolonisiert sein, z. B. in den Nasennebenhöhlen, oder es besteht dort sogar ein unerkannter „fungus ball", sodass die Keime mitgebracht werden. Von dort ausgehend kann dann – evtl. nach einer gewissen Zeit – nach Eintreten der Immunsuppression eine Invasion in die Orbita und in das ZNS oder auch eine Streuung in die Lunge erfolgen.

Scedosporium-Arten findet man im Brackwasser und im Erdboden. In der Raumluft sind Konidien nur selten zu finden, und dennoch ist die aerogene Infektion bei Patienten mit Mukoviszidose und eine Lungenbesiedelung häufig. Dieser Status kann lange andauern, bis dann vom jeweiligen Standort aus eine Invasion ausgeht.

Im heißen Death Valley und den angrenzenden kalifornischen Wüstengebieten kann *Coccidioides immitis* in seiner filamentösen Form wachsen. Die Wahrscheinlichkeit einer aerogenen Exposition mit Pilzsporen im Wüstenstaub ist groß. Die Prävalenz von spezifischen Antikörpern ist unter Bewohnern dieser Gegenden sehr hoch (> 80 %), und auch bei einer kurzen Stippvisite ist für Touristen die Expositionsrate hoch. Dennoch ist eine manifeste Infektion selten, wenn die T-zelluläre Abwehr effizient die Keimvermehrung stoppen kann, die in ihrer Sprossform erfolgt. In Einzelfällen wird jedoch nach wenigen Monaten eine importierte Infektion manifest und dann oft nicht erkannt, wenn nicht die Reiseanamnese den entscheidenden Hinweis gibt. Weitere Endemiegebiete gibt es in Mittelamerika (Honduras, Guatemala) und Südamerika (Venezuela, Bolivien, Paraguay, Argentinien), wo eine Variante, nämlich *C. posadasii*, vorkommt.

Das Ohio- und Mississippi-Becken ist ein Reservoir für *Blastomyces dermatitidis*. Darüber hinaus kommt der Pilz auch noch in Kanada um die Großen Seen herum vor, ebenso wie im Mittleren Osten, in Teilen von Afrika und in Indien. Gelegentlich gibt es in diesen Endemiegebieten regelrechte Ausbrüche. Ein erkrankter Mensch ist nicht kontagiös, da der Pilz bei 37°C nur in der Hefephase vorkommt, die nicht aerogen verbreitet wird.

Das Reservoir für *Histoplasma capsulatum* ist unbekannt; vermutlich vermehrt sich die Umweltform der Pilze in Vogelkot und möglicherweise auch im Kot von Fledermäusen. Auffallend ist nämlich, dass Erkrankte häufig von Aufenthalten in Höhlen, die von Fledermäusen bewohnt waren, berichten. Wenn der Kot eintrocknet und zu Staub zerfällt, entstehen infektiöse Aerosole. Endemiegebiete sind Teile der USA, hier im Ohio- und Mississippi-Becken, sowie in Zentral- und Südamerika. Eine afrikanische Variante tritt in West- und Zentralafrika auf. Die eingehende Reiseanamnese ist also Voraussetzung für eine gezielte Diagnose. Da die Hefeform, die im Menschen vorkommt, nicht kontagiös ist, gibt es keine Übertragung von Mensch zu Mensch.

Die Endemiegebiete für *Paracoccidioides brasiliensis* liegen in Lateinamerika, vor allem in den tropischen Urwaldgebieten von Brasilien, wo die filamentöse Form im Boden bzw. auf Pflanzen residiert. Neben sporadischen Infektionen des Menschen, vor allem von Landarbeitern, können auch einheimische Tiere, z. B. der Armadillo (Gürteltier), infiziert sein.

Sporothrix kommt weltweit vor, also auch bei uns. Auf Pflanzen bzw. Hölzern wachsen die Pilze in ihrer filamentösen, infektiösen Form. Durch Mikroläsionen der Haut können sie eindringen. Aber auch eine traumatische Inokulation durch Dornen und Holzsplitter bei Gartenarbeiten ist möglich.

Penicillium marneffei ist in Südostasien (Thailand, Vietnam) eine opportunistische Infektion bei AIDS-Kranken.

3.2   Epidemiologie

Endogene Mykosen

Da nur wenige Pilze den menschlichen Körper ständig besiedeln, sind endogene Infektionen eher selten. Allenfalls *Candida albicans* kommt regelmäßig beim gesunden Menschen in der Darmflora vor, wenn auch in geringer Menge. Nach einer Darmperforation kann es zu einer Pilzperitonitis kommen. Aus diesen natürlichen Quellen kann bei Störungen der anatomischen Barrieren und zusätzlicher Abwehrschwäche sogar eine invasive Mykose entstehen. Auch Verschleppung dieser Sprosspilze auf andere

Körperteile ist denkbar. Lokal kann dann ein Soor entstehen, z. B. in der Vagina oder auf der Haut. Der eigene Oroanaltrakt der Frau ist meistens die eigentliche Quelle für eine Vaginalinfektion. Gelegentlich wird der Keim aber auch bei Kontakt mit anderen Menschen aus deren Darm bzw. auch aus dem Präputialsekret bzw. Sperma des Sexualpartners eingeschleppt. Bis zu 20 % der gesunden, nichtschwangeren Frauen im Alter von 15–45 Jahren und ca. 30 % der Schwangeren am Geburtstermin sind vaginal mit *Candida* spp. kolonisiert. Dabei kann die Keimzahl durchaus beträchtlich sein, ohne dass zwangsweise eine entzündliche Reaktion folgt. Pilze in der Vagina sind also häufig nur bloße Kommensalen! Nach der Menopause nimmt die Häufigkeit der Besiedlung ab. Bei Abwehrschwäche, speziell AIDS, kann der Soor auch auf der Zunge bzw. der Wangenschleimhaut auftreten.

Eine endogene Exazerbation einer früher durchgemachten Kryptokokkose kann bei einem männlichen HIV-Patienten im Stadium AIDS ausbrechen, da die Pilze in der Prostata persistieren können. Folglich müssen diese Patienten eine Prophylaxe mit Fluconazol erhalten.

Opportunistische Mykosen

Im Prinzip nehmen Infektionen mit Opportunisten zu, wenn die Zahl der Patienten mit Abwehrschwäche steigt.

Tab. 18

Günstiges Terrain für den Erreger

Oberflächliche Infektion	Invasive Mykosen
• Feucht, warm und dunkel • Veränderte Bakterienflora (z. B. durch Breitspektrum-antibiotika)	• Katheter • Künstliche Implantate • i. v.-Drogenabusus • Abwehrschwäche

Wenn entscheidende prädisponierende Faktoren vorliegen, können diese schwach pathogenen Pilze ihre Chance nutzen. Das lokale Milieu (Tab. 18) kann die Voraussetzung für eine nachfolgenden Infektion schaffen. Für das Fortschreiten und die Perpetuierung einer Candida-Infektion spielen viele Faktoren eine Rolle (Tab. 19), die z. T. auch iatrogen bedingt sein können.

Tab. 19

Voraussetzung für die Entstehung einer disseminierten Candidainfektion

Prädisponierende Faktoren	Iatrogene Faktoren
Langanhaltende Leukopenie	Antitumorchemotherapie
Leukämie	Immunsuppressive Therapie (Cortison, Cyclosporin)
Lymphome	Organtransplantation
Eintrittspforten in Haut und Schleimhaut	Breitspektrumantibiotika
Graft-versus-Host-Reaktion	Katheter (intravenös, Blase, Magen)
Darmerkrankungen	Parenterale Ernährung
Peritonealdialyse	Lange Verweildauer im Krankenhaus
AIDS	Strahlentherapie
Gastrointestinale Perforation, OP wegen Pankreatitis oder Splenektomie	Vorangegangene Operation
Diabetes mellitus	Beatmung
Trauma, schwerste Verbrennungen	
Frühgeburt	
Nierenfunktionsstörung, Hämodialyse	
Diarrhoe bzw. schwere Mukositis	
Nachweis von Candida auf verschiedenen Körperstellen	

Tab. 20

Inzidenz von Systemmykosen bei Transplantierten

Risiko einer Pilzinfektion	
Nierentransplantation	5 %
Herz-, Lungentransplantation	35 %
Allogene Knochenmarktransplantation	35 %
Lebertransplantation	40 %

Je nach zu Grunde liegender Krankheit ist das Risiko einer Pilzinfektion ganz unterschiedlich (Tab. 20).

Ein steiler Anstieg der Infektionen mit *Candida* spp. war bis zur Einführung einer effektiven Antimykotikatherapie, wie etwa mit Fluconazol, um 1990 zu verzeichnen. Aber immer noch sind solche lokalen und systemischen Candida-Infektionen häufig; in USA liegen Candida-Arten an der vierten Stelle von Sepsiserregern. *C. albicans* spielt dabei die größte Rolle (Tab. 21). Bei alten Menschen ist der Anteil an *C. glabrata* deutlich höher.

Tab. 21

Inzidenz der verschiedenen Candida-Arten (isoliert am Klinikum Mannheim)

Jahr	2001		2006		2007	
C. albicans	3.056	(70 %)	2.844	(68 %)	2.399	(64 %)
C. glabrata	999	(20 %)	968	(26 %)	968	(26 %)
C. tropicalis	156	(3 %)	178	(4 %)	127	(3 %)
C. krusei	101	(2 %)	87	(2 %)	76	(2 %)
C. parapsilosis	84	(2 %)	61	(1 %)	47	(1 %)
C. famata	6		-		1	
C. lusitaniae	4		2		4	
C. guilliermondii	2				1	
C. dubliniensis	2		1		-	
andere Candida spp.	54	(2%)	87	(3 %)	81	(2 %)

Tab. 22

Prädisponierende Erkrankungen

Patienten mit Risiko, eine Candidämie zu entwicklen	
Chirurgische Patienten	50 %
Neutropenische Patienten	25 %
Ambulante Patienten	10 %
Andere	5 %

Vor allem bei Personen mit bestimmten prädisponierenden Erkrankungen (Tab. 22) haben die Sprosspilze eine höhere Chance. Je nach Patientenklientel ist eben das Risiko von Sprosspilzinfektionen unterschiedlich.

Nosokomiale Mykosen

Die Übertragung von *Candida* spp., vor allem von Non-albicans-Arten, kann durch Schmierinfektion von medizinischem Personal bzw. von anderen Patienten erfolgen. So ist eine Katheterinfektion durch nicht desinfizierte Hände leicht möglich. Aber auch Lebensmittel, z. B. frische Früchte, können behaftet sein.

Schimmelpilze werden zumeist aerogen übertragen, z. B. durch Topfblumen in den Krankenzimmern oder schlecht gewartete Klimaanlagen. Besonders sind Patienten mit Abwehrschwäche gefährdet (Tab. 23), wenn Bauarbeiten im Krankenhaus erfolgen. Hier sind gezielte Maßnahmen

Tab 23

Entwicklung einer Aspergillose

Risikogruppen
Neutropenie < 500/µl länger als 10(–20) Tage
Prolongierte Kortisontherapie
Allogene Knochenmarktransplantation
Frühere Infektion mit *Aspergillus* spp.

wie Staubschutz notwendig, die einer Verbreitung von Konidien über die Luft vorbeugen. Bekannt ist aber auch die Aufnahme von Schimmelpilzsporen mit Pfeffer oder anderen Gewürzen.

Rätselhaft ist noch die Übertragung von Zygomyzeten. Deren Konidien, die in einem Sporangium gebildet werden, sind an der Oberfläche hydrophil und sinken deshalb bei Feuchtigkeit schnell zu Boden. In der Luft sind diese Pilze nur ganz selten zu finden. Vermutlich sind auch hier Speisen die eigentliche Infektquelle.

Importierte Mykosen

Einige wenige Mykosen sind aus besonderen Klimazonen importiert. *Cryptococcus gattii* wächst in seiner geschlechtlichen Form auf Eukalyptus (Tab. 16, S. 42) und ähnlichen Gehölzen, die nur in subtropischen und tropischen Temperaturen gedeihen. Bei fortschreitender Erderwärmung muss man in Zukunft auch verstärkt damit rechnen, dass sich in den südeuropäischen Ländern solche Hölzer zunehmend ausbreiten und auch von dort Einschleppungen erfolgen können. In Einzelfällen werden die Pilze auch mit tropischen Hölzern nach Deutschland verbracht, wo dann bei der Verarbeitung, z. B. in Sägewerken, eine Exposition möglich ist.

Aber hauptsächlich handelt es sich bei importierten Mykosen um Infektionen mit dimorphen Pilzen. Bei Infektionen mit *Paracoccidioides brasiliensis* bleibt zu beachten, dass ganz lange Inkubationszeiten bestehen. Eine Infektion wird deshalb manchmal erst nach zehn Jahren manifest. Autochthone in Europa erworbene Infektionen mit *Sporothrix* sind zwar möglich, aber selten; meistens sind sie aus tropischen Ländern importiert.

4 Mykosen – Klinik

4.1 Mykosen der Haut und Hautanhangsgebilde

Tinea

Auf der Haut entsteht eine Tinea (engl.: ringworm), eine sich zentrifugal ausbreitende Rötung, Schuppung und tastbare Infiltration, wobei der progressive Rand der Läsion verstärkt entzündliche Reaktionen auslöst (Abb. 6). Solche Herde können Eintrittspforte für andere Keime, z. B. *Streptococcus pyogenes*, sein, mit der Folge, dass sich ein lebensgefährliches Erysipel entwickeln kann. Man bezeichnet die Tinea je nach ihrer Lokalisation, z. B. Tinea corporis, Tinea pedis etc.

Die Nagelmykose

Kinder sind selten betroffen. Denn im Grunde müssen bestimmte Vorbedingungen erfüllt sein, damit die Pilze

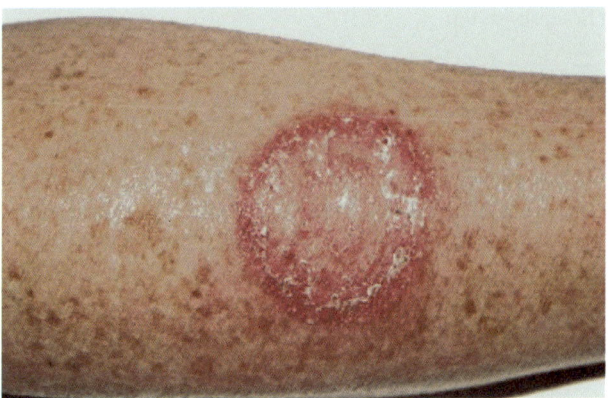

Abb. 6: Tinea durch *Trichophyton rubrum*. Annuläre Form mit progressivem, gerötetem Rand. In der Mitte ist die Läsion schon abgeblasst und schuppt stark; dort sind auch kaum mehr lebende Pilze zu finden.

die Nägel befallen können, dazu gehören anhaltender mechanischer Druck auf die Nagelplatte (z. B. enge Schuhe, Stiefel – Berufsanamnese!), Mikrotraumen (z. B. bei Fußballspielern oder enge Schuhe) oder Durchblutungsstörungen (z. B. im Alter). Am häufigsten sind die Großzehennägel betroffen. Nagelmykosen sind fast immer eine sekundäre Folge einer Pilzinfektion anderer Körperstellen.

Der häufigste Erreger ist *T. rubrum* vor *T. interdigitale*, selten findet man andere Pilze als Ursache, z. B. *Candida* spp. und Schimmelpilze, wie *Scopulariopsis brevicaulis*, *Fusarium* spp. oder Dematiazeen.

Man sollte festhalten, welche Teile des Nagels betroffen sind, d. h. Nagelmatrix bzw. Nagelplatte, Nagelbett oder periunguales Gewebe. Neben der Lokalisation ist auch die Ausbreitung der Läsion zu beschreiben; am häufigsten kommt die distale und laterale subunguale Onychomykose vor.

Trichophytie

Am häufigsten noch bei Kindern. Oft ist nicht nur das Haar, sondern auch die Haut befallen, wo eine gleichzeitige Tinea capitis profunda zu schweren entzündlichen Reaktionen führen kann. Speziell *Microsporum canis* befällt fast nur Haare, die abbrechen oder leicht zu epilieren sind. Andere Erreger sind *Trichophyton mentagrophytes* oder seltener *T. tonsurans* oder (in Afrika) *T. violaceum*. Früher war auch noch *T. schoenleinii* für den damals häufigen Favus verantwortlich. Manche Pilze wachsen im Haar (endothrix), andere dagegen in einer dichten Scheide außen um das Haar (exothrix).

Pytiriasis versicolor

Eigentlich gehört der Erreger, *Malassezia furfur*, nicht zu den Dermatophyten, sondern eher zu den Sprosspilzen. Aber er ist angewiesen auf bestimmte Lipide und kommt daher ebenfalls nur oberflächlich auf der Haut vor. Der Befall der besonders lipidreichen Hautstellen, Stirn und Rücken, ist fleckförmig und gekennzeichnet durch eine leichte Schuppung, bedingt durch eine schwache, chronische Entzündung, und kaum Juckreiz. Da dieser Pilz sich selber vor UV-Licht durch lichtabsorbierende Stoffe schützt, die auch in die Umgebung abgegeben werden und in die Haut diffundieren, bleiben nach Sonneneinstrahlung Areale um die befallenen Stellen hell (ähnlich einer Vitiligo), während die nicht befallenen Hautstellen durch die Sonne gebräunt sind. Der Befall eines Menschen wird also in den Sommermonaten eher manifest. Eine Therapie mit Fluconazol ist wirksam, evtl. kann schon vorsorglich vor der Saison ein Therapiezyklus von einer Woche erfolgen.

4.2 Pilzinfektionen in der Gynäkologie

Vaginalmykosen

Die Laktobazillen der normalen Scheidenflora erzeugen ein saures Milieu mit einem pH < 4,5, der das Wachstum von Pilzen unterdrückt. Außerdem haben 80 % aller Frauen Laktobazillen, die H_2O_2 produzieren, was ebenfalls das Eindringen von Fremdkeimen hemmt.

Ist diese Flora gestört, z. B. durch eine Antibiotikatherapie oder durch allzu häufige lokale Waschungen mit Seife, so können Sprosspilze die Scheide besiedeln. Begünstigt wird das Wachstum der Pilze noch durch Östrogen, also in der lutealen Phase im Menstruationszyklus, bei Schwangerschaft oder hormoneller Kontrazeption. Denn einerseits dient der hohe Glykogengehalt in den abgeschilferten Epithelzellen *Candida albicans* als hochgeschätztes Nährsubstrat, und andererseits besitzt zumindest *C. albicans* Östrogenrezeptoren auf der Zellwand, welche nach Stimulierung das Verhalten der Pilze ändern. Zusätzlich müssen noch genetische Faktoren eine Rolle bei der Anfälligkeit gegenüber Pilzinfektionen spielen. Immunkompromittierte, wie Transplantatempfänger oder AIDS-Patientinnen, sind zwar gegenüber Mundsoor empfindlich, aber nicht in erhöhtem Maße anfällig für Vaginalmykosen.

Eine starke sexuelle Aktivität, häufig wechselnde Partner sowie bestimmte Sexualpraktiken wie Oral- und Analverkehr, stellen Risiken für die Entstehung von Vaginalmykosen dar, womöglich wegen der verstärkten Einschleppung von Pilzen oder durch einen Einfluss auf die regulierende Wirkung der Lactobazillenflora oder der natürlichen Infektabwehr.

Bei einer akuten, einmaligen Infektion kommt es zu einer stark entzündlichen Reaktion der Scheide (Tab. 24), wobei es im Prinzip drei Erscheinungsformen gibt:
1) Leichte Formen, die gekennzeichnet sind durch subjektive Zeichen wie Juckreiz und Brennen – oft postkoital verstärkt – und objektiven Zeichen wie gerin-

Tab. 24

Symptomatik der Vaginalmykose

Subjektive und objektive Zeichen		
• Jucken	• Dyspareunie	• Ödem
• Brennen	• Erythem	• Ausfluss (Fluor vaginalis)
• Schmerzen		

gem, dünnem Fluor vaginalis und noch keiner deutlichen Kolpitis

2) Mittelschwere Formen, bei denen neben den subjektiven Beschwerden zusätzlich eine entzündliche Kolpitis besteht, die durch Rötung und verstärkten eitrig-käsigen Fluor ohne speziellen Geruch gekennzeichnet ist; der pH liegt oft um oder unter 4,5

3) Schwere Formen, bei denen die subjektiven sowie die objektiven Zeichen aggraviert sind. Diese Symptome führen zu Impotentia coeundi.

Das äußere Genitale kann mitbetroffen sein. Der häufigste Erreger ist *C. albicans*, danach folgt *C. glabrata*. Da *C. albicans* bei Neugeborenen schwere Haut- und Schleimhautinfektionen erzeugt, muss bei Schwangeren besonders auf eine Kolonisation bzw. vaginale Infektion geachtet werden und ggf. eine Woche vor der Entbindung mit einer Einzeldosis aus Polyen oder Azol (jeweils lokal) der Pilz eliminiert werden.

In der Postmenopause verläuft eine Candida-Infektion des Genitalbereiches meistens unter dem Bild einer Vulvacandidose. Dagegen steht bei Frauen in der Prämenopause neben der Infektion der Vulva und des Introitus die Entzündung der Vagina im Vordergrund. Angaben über die Häufigkeit dieser Infektion sind mehr oder weniger abhängig vom jeweiligen Patientenklientel.

Grob geschätzt erleiden etwa drei von vier Frauen wenigstens einmal in ihrem Leben eine Episode mit den entsprechenden Symptomen.

Schätzungsweise 5 % der Erkrankten klagen über rezidivierende Infektion, d. h. mehr als drei bis vier Rezidive pro

Jahr, die entweder spontan oder meist nach einem Koitus auftreten. Wenn solche Manifestationen dann schwere Verläufe nehmen und lange anhalten, wird die Krankheit für die betroffene Frau zu einer regelrechten Crux mit einem starken Krankheitsgefühl und auch noch gefolgt von belastenden Partnerproblemen. Bei rezidivierenden Infektionen ist relativ häufig *C. glabrata* die Ursache.

Bei chronischen Verläufen einer Vaginalmykose ist der Nachweis von vermehrungsfähigen Sprosspilzen oftmals nicht möglich. Offensichtlich reicht in solchen Fällen eine geringe verbleibende Zahl an Pilzzellen aus, um die Entzündungsprozesse anzuheizen. Anderseits muss dann auch nach nichtinfektiösen Ursachen wie einer Hypersensitivität gefahndet werden.

Da die entzündlichen Symptome einer Candida-Mykose nicht ganz charakteristisch sind, muss zur exakten Diagnosestellung der Nachweis von Hefen durch Mikroskopie und/oder Kultur erfolgen.

Der Direktnachweis im Mikroskop entweder ungefärbt (nativ) oder gefärbt mit optischen Aufhellern (Blankophor®) oder nach Gram gelingt in 40 – 90 % der Fälle mit Vaginalmykose. In zweifelhaften und in schwierigen Fällen sollte eine kulturelle Bestätigung erfolgen, weil dann eben nicht nur eine Differenzierung, sondern auch eine Sensitivitätsbestimmung der Erreger durchgeführt werden kann, was eine gezielte Therapie ermöglicht. Da Hefepilze wenig anspruchsvoll sind, können zur Anzucht im Prinzip diverse Nährböden verwendet werden. Spezielle Nähragars, wie etwa der Chromagar, begünstigen das Wachstum und erlauben eine frühzeitige, hinreichende Differenzierung der gängigen Arten, was in einem bis zwei Tagen möglich ist. Eine Anreicherung ist für die Diagnose einer Vaginalmykose meist nicht erforderlich.

4.3 Mykosen der Schleimhäute

Schleimhautmykosen sind häufige opportunistische Infektionen, welche fast ausschließlich durch Hefepilze hervorgerufen werden. Es handelt sich um eine Überwucherung oder Invasion des Epithels durch *Candida* spp. Der mit Abstand häufigste Erreger ist *C. albicans*. Die Inzidenz der anderen Spezies, u. a. *C. glabrata*, *C. dubliniensis*, *C. tropicalis*, *C. krusei*, *C. parapsilosis*, ist abhängig vom Alter des Patienten, einer vorangegangenen antibiotischen Therapie oder Prophylaxe und anderen prädisponierenden Faktoren.

Diese Erkrankungen können theoretisch alle Schleimhäute betreffen. Am häufigsten finden sich Manifestationen im Mundraum und in der Speiseröhre, sowie vulvovaginale Infektionen. Die Infektionen werden auf Grund des primär oberflächlichen Charakters leicht unterschätzt, können aber die Betroffenen durch massive Beschwerden, mit starken brennenden Schmerzen erheblich beeinträchtigen. Ein Problem stellen auch therapieresistente und rezidivierende Verläufe dar. Diese können beispielhaft durch Resistenzen des Erregers, unzureichend intensive Behandlung oder lokal inadäquate Wirkspiegel bedingt sein. Neben dem pathogenen Potenzial des Erregers spielt hier auch die Immunkompetenz des Wirtes eine entscheidende Rolle. So ist eine Candida-Infektion des Gastrointestinaltraktes häufig Folge oder Hinweis auf eine Grunderkrankung mit resultierender Abwehrschwäche. Insbesondere hier besteht die Gefahr des Fortschreitens in einen generalisierten, invasiven und vital gefährdenden Verlauf.

Orale Candidose – Soor

Sprosspilze kolonisieren den Mundraum und häufig den Darm. Ihr mikrobiologischer Nachweis ist daher alleine kein pathologischer Befund. In Untersuchungen konnte nachgewiesen werden, dass ein und derselbe Candida-Stamm über viele Jahre bei einer Person isoliert werden kann. Dieser kann unter Einfluss einer antimykotischen Therapie reduziert oder eradiziert werden; es können sich resistente Stämme entwickeln oder andere therapieresistente Stämme oder Spezies ansiedeln. Der Übergang von der opportunistischen Besiedlung zum saprophyten Wachstum und zur pathogenen Überwucherung der Mukosa oder Invasion in das Epithel wird meist durch prädisponierende Faktoren eingeleitet (Tab. 25). Dieses können lokale Faktoren und Reizzustände, wie eine Prothese, und ebenso eine Veränderung der bakteriellen Flora sein. Insbesondere aber Erkrankungen, welche eine spezifische oder allgemeine Schwächung des Immunsystems verursachen, erhöhen die Wahrscheinlichkeit einer oralen

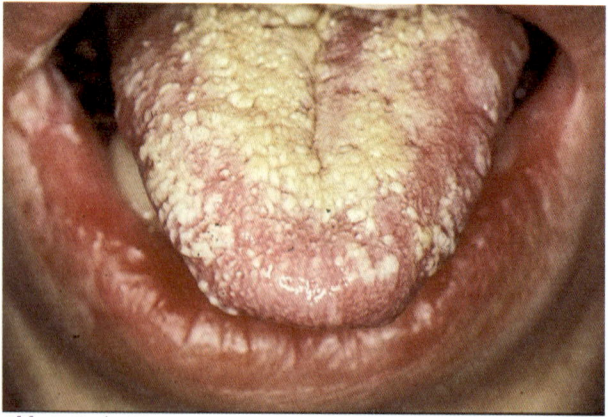

Abb. 7: Oraler Soor

Tab. 25

Prädisponierende Faktoren einer oralen Candidose

Kategorie		Beispiele
Allgemeine	Alter	Neugeborene, Säuglinge, Senioren
	Schwangerschaft	
	Mangelernährung	
Grunderkrankungen	Endokrinologisch	Diabetes mellitus, adrenokortikale Insuffizienz
	Hämatologisch	Akute Leukämien, Anämie, Agranulozytose
	Infektionen	HIV/AIDS, Tuberkulose
Medikamentös	Antibiotika	
	Chemotherapien	
	Immunsuppressiva	Systemische und inhalative Kortikosteroide
Lokal	Trophische Störungen	Zahndefekte, Xerostomie
	Fremdkörper	Prothesen
	Infektionen	Herpes
	Tumorerkrankungen	Mundbodenkarzinom

Candidose deutlich. Hierzu zählen neben angeborenen Immundefekten hämato-onkologische Erkrankungen und Infektionen. Eine weitere Ursache sind medikamentös bedingte immunmodulatorische oder -supprimierende Effekte, welche entweder lokal oder generalisiert einwirken können. Hierbei sind sowohl starke kurzfristige Effekte, wie die Induktionschemotherapie bei akuter Leukämie, als auch niedrig dosierte langfristige Applikationen, beispielhaft bei topischen Steroiden zur Behandlung eines Asthma, relevant.

Dem fließenden Übergang von einer Besiedlung zu einer schweren und invasiven Infektion entspricht das breite Spektrum der klinischen Erscheinungsformen. So können kleinste Läsionen eine beginnende Erkrankung anzeigen. Meist präsentieren Patienten jedoch bereits fortgeschrittene lokale Infektionen, welche Folge von raschen oder ebenso symptomarmen Verläufen sein können. Dabei mag anfangs nur eine ästhetische Beeinträchtigung bestehen, wie dies bereits der weißliche Belag auf der Zunge darstellt. Spätestens bei invasivem Wachstum können weitere Beschwerden auftreten und erheblichen Leidensdruck verursachen. Hierzu zählen lokale Missempfindungen, Geschmacksstörungen, Brennen, Schmerzen und Schluckstörung (insbesondere bei Mitbeteiligung der Speiseröhre).

Klassifikation der oralen Candidose

Die Krankheitsbilder können unter anderem nach Lokalisation, Tiefe der Ausbreitung und Dauer differenziert werden (Tab. 26). Bei einer Cheilitis interlabiale, oder aus dem Französischen entnommen einer (Cheilitis) Perlèche, handelt es sich um den Befall einer oder beider Mundwinkel mit entzündlicher Rötung und Fissuren (Abb. 8). Differenzialdiagnostisch sind hier Infektionen durch Staphylokokken oder β-hämolysierende Streptokokken zu berücksichtigen.

Prädisponierend kann ein Eisenmangel sein mit resultierendem Plummer-Vinson-Syndrom, aber ebenso lokale Faktoren wie ein feuchtes Milieu durch vermehrten Speichelfluss. Letzteres kann bei Säuglingen auftreten oder bei Alveolaratrophie im Alter mit Reduktion der Bisshöhe und bei Tragen von Prothesen. Diffuse Cheilitiden sind selten und betreffen vermehrt die Unterlippe. Hier

Tab. 26

Kategorien der oralen Candidose

Akut	Pseudomembranöse Candidose (Mundsoor) Akute atrophische Candidose
Chronisch	Chronisch-hyperplastische Candidose (Candidaleukoplakie) Chronisch-atrophische Candidose Mediane rhomboide Glossitis
Cheilitis	Cheilitis candidomycetica interlabialis Cheilitis candidomycetica diffusa
Invasive Candidose der oralen Mukosa	Pseudotumorös, granulomatös oder nekrotisierend

ist das Lippenrot entzündlich-ödematös geschwollen. Im Verlauf treten Exsudationen und Verkrustungen auf. Das Krankheitsbild kann mit perioralem Befall in Form einer Follikulitis und regionalen druckdolenten Lymphknotenschwellungen einhergehen.

Ein Candida-Befall der Lippen ist häufig mit weiteren intraoralen Manifestationen assoziiert. Bei den oberflächlichen Infektionen der Mundhöhle können akute und chronische Verläufe sowie atrophische und hypertrophe Formen unterschieden werden. Am geläufigsten ist die pseudomembranöse Candidose, auch Mundsoor genannt. Zu Beginn findet sich eine Rötung der Schleimhaut, welche häufig trocken, glänzend und glatt ist. Hier können kleine weißliche Stippchen auftreten, die in kurzer Zeit zu einem flächigen Rasen konfluieren. Betroffen sind insbesondere Zungenrücken und Wangen. Die Beläge lassen sich relativ leicht und ohne Erosion abstreifen. Bei der atrophischen Verlaufsform ist die

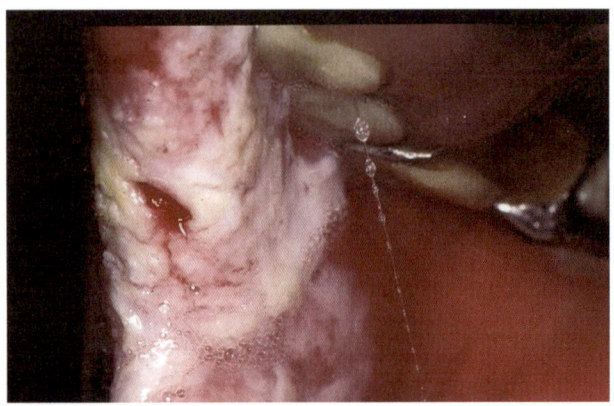

Abb. 8: Cheilitis

Zunge schmerzhaft, glatt und gerötet. Bei der chronisch hyperplastischen Candidose finden sich im Bereich der Wange und des Zungenrandes oft einzelne kleine oder große verschmelzende, weiße, raue Läsionen. Differenzialdiagnostisch sind diese von einer Haarleukoplakie abzugrenzen, wobei Letztere nicht leicht abwischbar ist und als Präkanzerose frühzeitig erfasst werden sollte. Erschwerend ist hierbei, dass mit zunehmendem Grad der Dysplasie einer Leukoplakie vermehrt Candida nachgewiesen werden kann. Risikofaktoren für diese Epithelstörung sind insbesondere ein langjähriger Nikotinkonsum und eine HIV-Infektion. Die chronisch atrophische Candidose ist eine typische Komplikation bei Zahnprothesen und insbesondere im Bereich des Oberkiefers und des harten Gaumens nachzuweisen. Druckstellen der Prothese sind gerötet und glatt atrophisch oder ödematös. Bei der medianen rhomboiden Glossitis handelt es sich um einen symmetrischen Befall des Zungenrückens mit dem histologischen Bild von atrophen filiformen Papillen.

Bei tiefen Schleimhaut-Candidosen der Mundhöhle sind auch subepitheliale Areale betroffen und der Übergang zur invasiven Candidose ist fließend. Es können histiozytär-epitheloidzellige Granulome entstehen und nekrotisierende, ulzerierende und pseudotumoröse Varianten unterschieden werden. Betroffen sind vor allem die hintere Mundhöhle und der Pharynx mit Übergang in die Speiseröhre mit regionaler Lymphadenopathie. Klinisch dominieren lokale Schmerzen, und zusätzlich kann Schlucken und Sprechen behindert sein. Diese Verläufe finden sich insbesondere bei schweren Immundefekten, wie einer HIV-Infektion, bei akuter Leukämie oder einer Agranulozytose.

Candidose der Speiseröhre

Nach der Refluxösophagitis sind Infektionen die häufigste Ursache einer Entzündung der Speiseröhre. Hefepilze und insbesondere *Candida albicans* stellen hier mit deutlichem Abstand den häufigsten Erreger dar. Eine Candida-Infektion des Oropharynx kann sich per continuitatem in den Ösophagus fortsetzen oder solitär in diesem Organ auftreten. Meist liegen dann zusätzlich lokale prädisponierende Faktoren vor. Auch bei Befall der Mundhöhle und der Speiseröhre kann der ohne Endoskopie einsehbare Bereich sehr gering ausgeprägt oder klinisch unauffällig sein, ohne dass hieraus auf den Grad der Entzündung des Ösophagus geschlossen werden kann. Bei Verdacht sollte daher eine Ösophagoskopie erfolgen. Klinisch besteht bei geringen Schleimhautschäden meist keine oder nur eine geringe Symptomatik, bei Fortschreiten der Erkrankung kann es dann zu Schluckbeschwerden und retrosternalen Dauerschmerzen kommen. Da auch in der Speiseröhre dem reinen Nachweis von *C. albicans* keine pathognomonische Bedeutung zu-

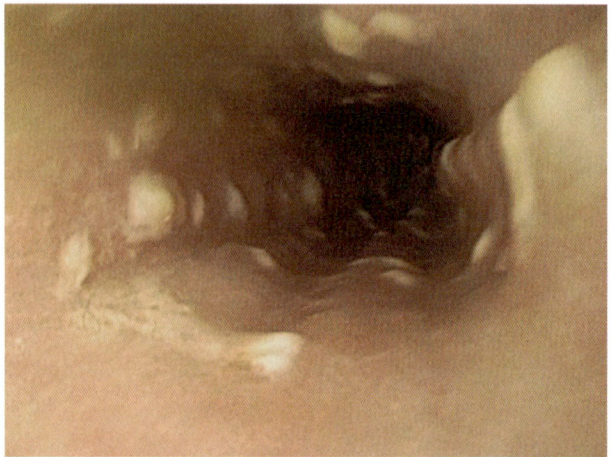

Abb. 9: Candidose des Ösophagus

kommt, ist zur Sicherung der Diagnose neben dem Erreger zytologisch der Nachweis einer Entzündungsreaktion im Bürstenabstrich der Schleimhaut oder histologisch ein in das Epithel invasives Wachstum aus einer Biopsie erforderlich. Für die individuelle Therapieindikation wird dieses jedoch nicht gefordert. Bei ausgeprägten Erkrankungen ist bereits das makroskopisch endoskopische Bild richtungsweisend (Abb. 9). Hier finden sich auf entzündlich geröteter und geschwollener Schleimhaut einzeln stehende oder zusammenfließend rasenartige weißliche Strukturen. Diese Beläge sind meist nur schwer abzustreifen. Das Erregerspektrum unterscheidet sich nicht wesentlich von dem beim oralen Befall, und auch die prädisponierenden Faktoren sind überwiegend identisch. Hinzu kommen hier jedoch weitere lokale Kriterien. Zu diesen zählen Motilitätsstörungen und Malignome des Ösophagus, sowie eine verminderte Produktion von Magensäure.

Noch deutlicher als bei oralem Befall ist eine Candidose des Ösophagus mit einer lokalen oder immunsuppressiven Grunderkrankung assoziiert. Wird diese erfolgreich behandelt, kann es zu einer Spontanheilung der Ösophagitis kommen. Bei persistierender Immunsuppression sind jedoch lang anhaltende oder rezidivierende Verläufe nicht selten.

Eine Sonderform stellt hier die Candida-Ösophagitis bei HIV-Infektion dar. Zu dieser Komplikation kommt es fast immer erst bei einem deutlichen Abfall der Helferzellen (CD4) im Blut unter 200/µl. Die Erkrankung wurde daher aufgrund der typischen Assoziation der opportunistischen Infektion mit der fortgeschrittener HI-Virus-induzierten Immunsuppression als ein AIDS-definierendes Ereignis klassifiziert.

Im Unterschied zu anderen Patientengruppen findet sich bei HIV-Infizierten eine erhöhte Inzidenz von *Candida dubliniensis*. Inzwischen kann durch antiretrovirale Therapie das Virus unterdrückt und in den meisten Fällen eine Immunrekonstitution erzielt werden.

Während es bei persistierender CD4-Zell-Suppression häufig zu rezidivierenden Verläufen kommt, heilen diese Komplikationen nach Immunrekonstitution aus und die Inzidenz fällt auf ein Niveau, welches annähernd der HIV-negativen Bevölkerung entspricht. Hierbei wirken die antiretroviralen Medikamente aus der Gruppe der Proteaseinhibitoren nicht nur gegen das Virus, sondern hemmen zugleich einen wichtigen Pathogenitätsfaktor der Hefen, die spezifischen Sekretorischen Aspartatproteasen (SAP). Die klinische Relevanz dieses Nebeneffekts ist bisher nicht bekannt.

Andere Lokalisationen

Candida kann nicht nur im Mund und der Speiseröhre, sondern ebenso im gesamten Rest des Gastrointestinaltraktes nachgewiesen werden. Hier wurden auch klinische Manifestationen wie ein gastraler Abszess oder eine Fournier'sches Gangraen durch *Candida* spp. beschrieben. Es handelt sich dabei jedoch um Raritäten.

Wesentlicher Streitpunkt ist die klinische Bedeutung und pathologische Relevanz von Pilzen im Darm. Hier findet sich eine unbegrenzte Menge an Populärliteratur und ebenso viele Therapievorschläge zur Behandlung mit Antimykotika, insbesondere aber zur „Dekontamination", Immunstärkung und einer „Pilzdiät", welche meist durch Reduktion von einfachen Kohlenhydraten die Vermehrung von Hefen verhindern soll. Neben direkten pathologischen Effekten des Pilzes und einer Überwucherung der bakteriellen Darmflora wird besonders häufig ein „Candida-Hypersensitivitäts-Syndrom" (CHS) diskutiert. Entgegen den diversen Literaturdarstellungen, vielfachen Beschreibungen im Internet und trotz mancher empirischer sowie alternativer Behandlungsversuche ist die wissenschaftliche Evidenz für die Existenz der Krankheitsformen und ihre klinische Relevanz bisher unbefriedigend. Ebenso wenig wie allgemein akzeptierte diagnostische Kriterien konnten bisher gut evaluierte und in Studien ausreichend geprüfte Therapien etabliert werden. Sicher ist jedoch, dass ein alleiniger kultureller Nachweis von Hefen im Darm oder Faeces oder ein positiver Antikörpertiter zum Nachweis einer aktuellen Erkrankung durch Candida nicht ausreichen.

Infektionen durch Sprosspilze im Bereich des Respirationstrakts sind vergleichsweise selten. Auch ihnen liegt meist eine lokale trophische Störung alleine oder in Kombination mit einer Immunsuppression zu Grunde. Ebenso strittig wie die Bedeutung von Pilzen im Darm ist die Inzidenz von Candidapneumonien. In Autopsien von Tumorpatienten fand sich in weniger als 0,5 % der Fälle eine Candida-bedingte Lungenentzündung. Eine Kolonisation der Atemwege, insbesondere bei intubiert beatmeten Patienten, kann hingegen bei mehr als 40 % nachgewiesen werden. So ist die seltene Candidapneumonie wohl meist auf eine hämatogene Streuung des Erregers zurückzuführen. Die häufige Isolierung des Keimes aus dem Sputum und als Kontamination einer Bronchiallavage ist problematisch, da dies keinen kausalen Zusammenhang mit einer Lungenentzündung belegt. Hierzu ist ebenso wie bei anderen Kommensalen der Erregernachweis mit Entzündungsreaktion im bioptischen Präparat erforderlich.

4.4 Systemische Mykosen in der Hämato- Onkologie

Infektionen stellen eine häufige und – da meist lebensgefährlich – eine der relevantesten Komplikationen in der Behandlung von hämato-onkologischen Patienten dar. Nach den bakteriellen Infektionen stehen Pilzinfektionen an zweiter Stelle in der Häufigkeit. Da bei diesen jedoch die Diagnostik, die Prävention und ebenso die Therapie erhebliche Schwierigkeiten bereiten, benötigen sie eine besondere Aufmerksamkeit.

Die Inzidenz der Mykosen unterscheidet sich erheblich zwischen Patienten mit unterschiedlichen hämatologischen und onkologischen Diagnosen und ebenso zwischen den einzelnen Tumoren jeder dieser Gruppen. Einen weiteren wesentlichen Einfluss hat die Therapie der Grunderkrankung und die hieraus resultierende Immunsuppression. Neben dem Ausmaß der Abwehrschwäche ist dabei vor allem ihre Dauer von höchster Relevanz. Hier hat sich eine Einteilung nach der Länge der Neutropenie (Aplasie) etabliert. Hierunter wird der Zeitraum verstanden, bei welchem die Anzahl der neutrophilen Granulozyten unter 500/µl liegt. Als Näherung wird häufig in der Praxis auch eine Leukozytenzahl unter 1000/µl beachtet, doch kann der Anteil der Granulozyten insbesondere zum Ende einer chemotherapieinduzierten Zytopenie deutlich abweichen und weit unter 50 % liegen. Für das allgemeine Infektionsrisiko wird nun eine erwartete Aplasiedauer bis fünf Tagen als niedrig, der Zeitraum von sechs bis neun Tagen als mittel und über neun Tagen als hoch eingestuft. Dieses erlaubt zumindest eine erste Einschätzung des individuellen Risikos eines Patienten und die Wahl geeigneter diagnostischer und therapeutischer Schritte. Eine Reihe weiterer anamnestisch erfassbarer Aspekte hilft, das Risiko der Patienten zu differenzieren. Zu beachten sind hier Begleit- und Dauermedikationen wie länger anhaltende oder intermittierend und häufige Steroideinnahmen. Andere Grunderkrankungen sind ebenso zu berücksichtigen, so kann eine Schädigung des Respirationstraktes, insbesondere der Lungenstruktur, das Risiko von pulmonalen Schimmelpilzinfektionen deutlich erhöhen.

Inzidenz von invasiven Mykosen in der Hämato-Onkologie

In den 90er-Jahren ist die Inzidenz der Hefepilzinfektionen und deren Anteil bei allen Pilzinfektion deutlich zurückgegangen. Dieser Rückgang ist durch einen parallel verlaufenden Anstieg des Einsatzes von Fluconazol,

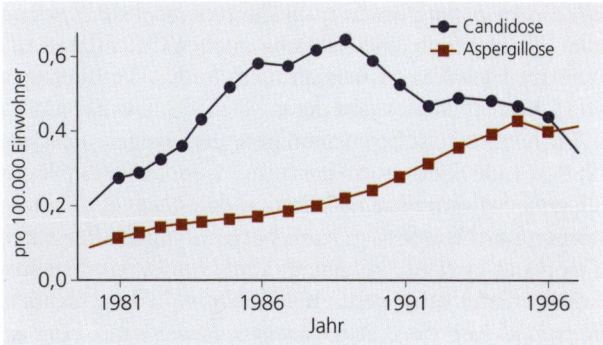

Abb. 10: Inzidenz invasiver Mykosen (Nach Hof DZKF 1-2, 2006 und McNeil et al., (2001) Clin Infect Dis 33: 641-7)

zur Prophylaxe oder sehr früh bei Infektionszeichen, zu erklären. In den letzten Jahren ist die Rate der Candida-Infektionen jedoch nicht weiter abgefallen, sondern hat sich stabilisiert. Gegenläufig kam es im Verlauf von 15 Jahren zu einer deutlichen Zunahme von Schimmelpilz-infektionen (Abb. 10). Hierbei handelte es sich fast ausschließlich um Aspergillosen, vor allem hervorgerufen durch *Aspergillus fumigatus.* Besondere Aufmerksamkeit finden darüber hinaus in den letzten Jahren zunehmende Berichte über Infektionen durch seltene Schimmelpilze. Hierzu zählen vor allem Zygomyzeten, aber auch *Altern-aria* spp. und Fusarien. Noch ist unklar, wieweit diese vermehrten Berichte und die zunehmende Detektion der Erreger auf eine bessere Diagnostik und erhöhte Aufmerksamkeit zurückzuführen sind, und welchen Anteil ein realer Anstieg der Infektionen ausmacht. Andere atypische Pilze wie *Pneumocystis jirovecii* und *Cryptococcus* spp. spielen eine untergeordnete Rolle und sind insbesondere in spezifischen Situationen wie nach einer allogenen Stammzelltransplantation zu beachten.

Die durch Aspergillosen bedingte zunehmende Inzidenz aller Pilzinfektionen bei hämatologischen Patienten ist auf mehrere Ursachen zurückzuführen. So hat die Intensität von Chemotherapien und deren Wiederholung zugenommen, hieraus resultieren häufigere und längere Aplasiephasen. Eine Sonderform der Immunsuppression stellt die allogene Stammzelltransplantation dar. Nach der Konditionierungstherapie folgt zunächst eine typische Phase der Zytopenie, welche abhängig vom gewählten Schema (myeloablativ oder nicht myeloablativ) unterschiedlich lange und ausgeprägt sein oder ganz fehlen kann. Hier ist besonders die Inzidenz von Candida-Infektionen erhöht. Anschließend an das Anwachsen der fremden Knochenmarksstammzellen muss das neue und fremde Immunsystem sich zunächst konstituieren. Dieses benötigt meist einen Zeitraum von mehr als hundert Tagen nach Transplantation. Infektionen, z. B. CMV-Reaktivierungen, die Intensität der medikamentösen Immunsuppression und insbesondere Abstoßungsreaktionen des Transplantats gegen den Wirtsorganismus (Graft-versus-Host-Disease – GvHD) behindern die Entwicklung des neuen Immunsystems. Dabei interagieren und verstärken sich diese Komplikationen häufig gegenseitig, und es kommt zu einer deutlichen Zunahme besonders von lebensgefährlich verlaufenden Schimmelpilzinfektionen. Die Anzahl der Patienten, die eine allogene Transplantation erhalten oder ebenso eine intensivierte zytostatische Therapie, hat stetig zugenommen. Zudem werden immer ältere Patienten einer solchen Behandlung zugeführt und mehr Komorbiditäten toleriert. Ein weiterer Faktor mag sein, dass Patienten nach der Diagnose eines Malignoms aufgrund einer Tumorbehandlung, aber ebenso aufgrund verbesserter supportiver Maßnahmen bei Komplikationen, inklusive bei Infektionen, länger leben und sich hierdurch auch der

Zeitraum und die Möglichkeit, eine Pilzinfektion zu akquirieren, gesteigert haben.

Candida-Infektionen in der Hämato-Onkologie:
Die Isolation in der Blutkultur stellt den häufigsten Erregernachweis und somit die Candidämie die dominierende Erkrankungsform der invasiven Candidose dar. In den großen multizentrischen Studien entfallen mehr als 90 % der eingeschlossenen Patienten auf diese Diagnose. Daraus ergibt sich auch, dass für die anderen Erkrankungsformen und insbesondere für spezifische lokalisierte Candidosen deutlich weniger und meist unzureichende Daten vorliegen.

Der Anteil von Candida bei positiven Blutkulturen von Patienten in Neutropenie liegt bei etwa drei bis fünf Prozent. Das höchste Infektionsrisiko bei hämatologischen Patienten besteht nach allogener Stammzelltransplantation mit einem Schwerpunkt innerhalb der ersten 30 Tage. Hier konnte die Inzidenz durch eine Fluconazolprophylaxe von über zehn auf knapp fünf Prozent reduziert werden. Auswirkungen hat die breite Verwendung dieser Prophylaxe besonders bei hämatologischen Patienten auch auf die nun isolierten Candida-Spezies. Während sich die Erregerverteilung bei Patienten mit solidem Tumor nicht wesentlich von der bei chirurgischen oder vielen anderen Patienten unterscheidet, konnte in zwei großen europäischen Untersuchungen gezeigt werden, dass bei hämatologischen Patienten der Anteil von *C. albicans* unter 50 % liegt und bei den Non-albicans-Spezies insbesondere *C. parapsilosis, C. tropicalis, C. glabrata* und *C. krusei* eine Rolle spielen. Diese Erregerselektion hat erhebliche Auswirkungen auf die Therapie und deren Erfolg. So zeigt sich gerade für *C. krusei* ein schlechteres

Therapieansprechen. Eine mögliche Ursache stellt hierbei die intrinsische Resistenz gegenüber Fluconazol dar. Auch bei *C. glabrata* sind häufig höhere Hemmkonzentrationen erforderlich, während *C. parapsilosis* bei Echinocandinen in vitro etwas resistenter erscheint.

Betrachtet man die Risikofaktoren für eine Candidämie (Tab. 27), so ist auffallend, dass ein großer Teil entweder typisch für hämato-onkologische Patienten ist oder

Tab. 27

Risikofaktoren für eine Candidämie

Hämato-onkologische Risikofaktoren
Granulozytopenie
Zytostatikatherapie
Akute Graft-vs.-Host-Erkrankung (GvHD)

In der Hämato-Onkologie sehr häufige Risikofaktoren
Behandlung mit Breitspektrumantibiotika ≥ 2 Wochen
Zentraler Venenkatheter
Parenterale Ernährung
Kortikosteroidtherapie
Hohe Anzahl an Bluttransfusionen

Allgemeine Risikofaktoren
Kolonisierung mit Candida-Spezies ≥ 2 Körperregionen
Akutes Nierenversagen oder Hämodialyse
Kontrollierte Beatmung ≥ 10 Tage
Hoher „Score" (APACHE II/III >20)
Aufenthalt auf der Intensivstation ≥ 9 Tage

Nicht hämato-onkologische Risikofaktoren
Rezidivierende gastrointestinale Perforationen mit Peritonitis
Operation bei akuter Pankreatitis
HIV-Infektion
Frühgeburtlichkeit mit Geburtsgewicht ≤ 1000 g

zumindest bei diesen besonders häufig auch außerhalb einer intensivmedizinischen Versorgung vorkommt. Hierbei wird die Grunderkrankung nicht direkt berücksichtigt, dabei liegt bei etwa 20–25 % der Patienten mit Candidämie eine solide Tumorerkrankung und bei 10–15 % eine hämatologische Krebserkrankung vor. Neben den häufig verwendeten zentralvenösen Kathetern oder einem PORT-System stellt eine gestörte Mukosabarriere eine wesentliche Eintrittspforte dar. Letztere wird beeinträchtigt durch den direkten Effekt der zytostatischen Therapie auf das Epithel und durch eine Änderung der gastrointestinalen Flora, als Folge des breiten Einsatzes von Antibiotika.

Während in neueren Studien ein Ansprechen auf die antimykotische Therapie in 70 bis 80 % aller Fälle dokumentiert werden konnte, zeigen retrospektive Untersuchungen ein deutlich schlechteres Abschneiden für Patienten mit Neutropenie. Die Letalität für hämato-onkologische Patienten liegt mit 45–49 % sogar noch oberhalb der Rate für Intensivpatienten (42 %). Eine möglichst frühzeitige und effektive Therapie ist daher unbedingt erforderlich.

Hepatolienale Candidose

Die hepatolienale Candidose, auch als chronisch disseminierte oder hepatosplenische Candidose bezeichnet, ist eine Sonderform, die sich fast ausschließlich bei hämatologischen Patienten mit längerer Aplasiephase und hier ganz überwiegend bei akuter Leukämie findet.

Vor der Fluconazol-Prophylaxe-Ära entwickelten bis zu 15 % der Patienten mit akuter Leukämie oder nach Stammzelltransplantation eine solche Infektion. Durch die Einführung der frühen antimykotischen Therapie als vorbeugende oder empirische Gabe konnte diese Rate auf unter fünf Prozent gesenkt werden.

Die Erkrankung ist gekennzeichnet durch persistierendes Fieber in der neutropenischen Phase. Nach Leukozytenregeneration demarkieren sich dann sonographisch, im CT oder ggf. im MR, multiple Herde in der Leber und der Milz. Es wird davon ausgegangen, dass Candida bei fehlender zellulärer Immunabwehr und gestörter Schleimhautbarriere Darm und Magenwand durchwandert und dann insbesondere über die Pfortader hämatogen streut. Hierdurch kommt es zu einer primären und disseminierten Invasion der Leber und eventuell sekundär der Milz. Erst nach Erholung der Granulozyten bilden sich Mikroabszesse, welche dann in der Bildgebung nachweisbar werden. Zu diesem Zeitpunkt können auch ein Anstieg der alkalischen Phosphatase und des CRP sowie abdominelle Schmerzen auftreten. Zur sicheren Diagnostik ist eine Leberbiopsie erforderlich. Hier können multiple Granulome mit Hefen in Spross- und evtl. Hyphenform nachgewiesen werden. Diese Herde können über Monate persistieren. Welchen Anteil an den klinischen Zeichen die Infektion und welchen Anteil eine Entzündungsreaktion hat, ist unklar. So wird für den Verlauf auch ein Immun-Rekonstitutions-inflammatorisches-Syndrom (IRIS) diskutiert. In einzelnen Fällen wurden auch immunmodulatorische Verfahren mit Steroiden oder Interferon eingesetzt. Zur Behandlung dieser Sonderform liegen keine Studien vor, doch ist aufgrund einer hohen Rate an Rezidiven eine längere antimykotische Therapie erforderlich. Hierunter war auch eine Fortführung der Chemotherapie oder eine allogene Transplantation bei einer Reihe von Patienten möglich.

Invasive Aspergillose bei hämato-onkologischen Patienten

Aspergillosen stellen die häufigste invasive Schimmelpilzinfektion dar. Grundsätzlich ist die infektiöse Erkrankung von allergischen Reaktionen abzugrenzen. Letztere kann ohne weitere Grunderkrankung auftreten und benötigt eine Immunfunktion und -reaktion des Körpers. Diese Form ist bei hämatologischen Patienten sehr selten und wird im Weiteren nicht berücksichtigt. Hingegen finden sich Schimmelpilzinfektionen häufig und ganz überwiegend bei hämatologischen Patienten. Weitere Personen mit einem erhöhten Risiko sind Patienten mit schweren angeborenen Immundefekten (z. B. Agranulozytose), hier tritt die Infektion besonders im Kindesalter auf, und Empfänger von Organtransplantaten, insbesondere nach Lungen- oder Lebertransplantation. Betrachtet man aber die beiden relevantesten Studien zur Therapie der Aspergillose der letzten zehn Jahre, so verdeutlicht dies die Aufmerksamkeit und Bedeutung, welche die Infektion in der Hämatologie hat (Tab. 28). Von insgesamt 478 Patienten hatten 87 % eine

Tab. 28

Verteilung der Patienten in 2 Studien zur Therapie der Aspergillose (Herbrecht et al. 2002; Cornely et al. 2007)

	Herbrecht NEJM 2002	Cornely CID 2007
Patienten (n)	277	201
Hämato-onkologisch	84 %	93 %
davon mit allogener SZT	24 %	17 %
SOT	5 %	1 %
HIV/AIDS	5 %	2 %
Rest	6 %	3 %

SZT = Stammzelltransplantation; SOT = solide Organtransplantation

hämatologische Grunderkrankung, und bei 21 % wurde die Infektion nach einer allogenen Stammzelltransplantation diagnostiziert. Diese Stammzellempfänger und Patienten mit einer akuten myeloischen Leukämie haben in der Hämatologie die höchste Inzidenz einer Aspergillose und werden nur dicht gefolgt von Erkrankten mit akuter lymphatischer Leukämie. Dieses Infektionsrisiko liegt bei etwa acht Prozent, variiert erheblich und kann lokal auch über fünfzehn Prozent liegen. Alle weiteren hämatologischen, aber ebenso soliden Malignome und der Zustand nach autologer Stammzelltransplantation gehen mit einer deutlich niedrigeren Rate an invasiven Schimmelpilzinfektionen von unter 2 % einher. Die Inzidenz ist abhängig vom Zeitpunkt nach Diagnose bzw. Prozedur, der aktuellen Immunsuppression, aber auch von lokalen Faktoren. So kann eine Heparfiltration der Raumluft die Exposition und somit die Rate an nosokomial erworbenen Infektionen reduzieren. Die Menge an Pilzsporen in der Luft kann andererseits zum Beispiel durch Baumaßnahmen im Bereich der Klinik drastisch ansteigen, hier sind dann besondere Schutzvorkehrungen und engmaschige Hygienekontrollen erforderlich.

Zur Wahl der geeigneten Schutzmaßnahmen, welche die diagnostische Überwachung und den Zeitpunkt einer antimykotischen Intervention einschließen, sind daher neben dem individuellen Risiko eines Patienten die lokalen Faktoren zu berücksichtigen.

Die Risikofaktoren für eine Aspergillose begründen die betroffenen Patientengruppen, lokale Faktoren und iatrogene Immunsuppression (Tab. 29). Eine Häufung wurde auch bei längerem Einsatz und höherer Dosierung von Kortikosteroiden gefunden. Auch wenn hier bisher

Tab. 29

Aspergillose in der Hämatologie

Risikofaktoren
Chemotherapie-induzierte Neutropenie über > 9 Tage
Immunsuppression
Kortikosteroide

Allogene Stammzelltransplantation
  - CMV-Reaktivierung
  - Abstoßungsreaktion
  - höheres Lebensalter
  - respiratorische Virusinfektion

Kolonisation (z. B. der NNH)
Frühere Aspergillose
Baumaßnahmen

keine allgemein gültigen Grenzwerte festgesetzt werden konnten, ist als Faustregel von einem höheren Risiko ab 0,3 mg/kg Prednisonäquivalent täglich über mehr als drei Wochen auszugehen. In den letzten Jahren wurden erste Hinweise für eine unterschiedliche genetische Disposition, unter anderem im Toll-like-Rezeptor 4, gefunden. Dieses könnte erklären, warum manche Patienten schwerste Infektionen entwickeln, andere unter sehr ähnlichen Bedingungen jedoch nicht. Um Eingang in die klinische Praxis zu finden, sind jedoch weitere Untersuchungen erforderlich.

Hervorgerufen wird die Infektion überwiegend durch *Aspergillus fumigatus*, gefolgt von den Spezies *A. flavus, A. nidulans, A. niger* und *A. terreus*. Die Verteilung variiert dabei lokal erheblich.

Lokalisation und Klinik der Aspergillose

Entsprechend der Eintrittspforte von Sporen über die Atemwege handelt es sich bei etwa 90 % der Fälle um pulmonale Infektionen, die oberen Atemwege sind dabei häufig nur kolonisiert, in etwa fünf Prozent ist eine Aspergillus-Sinusitis zu diagnostizieren. Die gefürchtete zerebrale Infektion kann sich *per continuitatem* über die Nasennebenhöhlen oder häufiger nach einer hämatogenen Streuung entwickeln. Eine disseminierte Infektion wird ebenso wie die ZNS-Invasion in maximal fünf Prozent aller Fälle beobachtet.

Die Klinik der Aspergillose ist meist unspezifisch und erschwert die frühzeitige Diagnose. So findet sich meist Fieber als erstes klinisches Zeichen, dieses kann dem Nachweis von pulmonalen Infiltraten mehrere Tage vorangehen. Husten und Hämoptoe sind Symptome einer pulmonalen Beteiligung. Als Zeichen einer Mitbeteiligung der Pleura können thorakale Schmerzen und Pleurareiben auftreten. Das klinische Bild ähnelt jedoch häufig einer bakteriellen Pneumonie. Insbesondere in der neutrophenischen Phase entwickelt ein relevanter Teil der Patienten keinerlei frühe Zeichen der Infektion, und Fieber kann durch Einsatz von Steroiden oder anderen Antipyretika maskiert werden. Bei einem Teil der Patienten führt die einsetzende Entzündungsreaktion mit oder bereits kurz vor der im Labor nachweisbaren Regeneration der Leukozyten zu einer rasch progredienten Symptomatik und radiologisch nachweisbaren Infiltraten. Druck- und Klopfschmerz sowie Hämoptoe und Nasenbluten können die lokale Beteiligung der Nasennebenhöhlen begleiten. Zusätzlich kann es hier zu Knochenerosionen oder Ischämien am harten Gaumen oder Schädigung von Hirnnerven kommen. Kutane Manifestationen als Zeichen der Generalisierung sind sehr selten.

Verlauf, Ansprechraten, Notwendigkeit einer Salvage-Therapie

Das Ansprechen der Therapie ist abhängig von der Lokalisation und dem Zeitpunkt der Therapieeinleitung. So konnten mehr Patienten erfolgreich behandelt werden, wenn dies bereits bei frühem radiologischen Nachweis von Lungeninfiltraten erfolgte. Dennoch liegt die Rate der erfolgreichen Erstlinientherapie einer Aspergillose in großen Studien nicht über 50 %. Im Verlauf der Erkrankung versterben 30–60 % der Patienten. Bei lokalisierten Infektionen wie einer Sinusitis oder einem Aspergillom ist die Prognose günstiger. Betrachtet man jedoch nur generalisierte oder insbesondere zerebrale Aspergillusinfektionen kann die Letalität 90 % erreichen. So muss häufig die Möglichkeit einer Zweitlinien (Salvage-)- oder nachfolgenden Therapie geprüft werden, weil die vorangegangene Behandlung entweder keinen zufrieden stellenden Effekt zeigt oder aufgrund von Nebenwirkungen abgesetzt werden muss.

Dabei sollte man darauf achten, nicht verfrüht und unnötig ein Medikament abzusetzen, da ein positiver Therapieeffekt verloren gehen kann und häufig auch später noch neue Optionen erforderlich sind. So ist eine Zunahme der radiologischen Befunde bei oder kurz vor Regeneration der neutrophilen Leukozyten normal. Sie folgt der Entzündungsreaktion des Körpers und bedeutet daher kein Versagen der Behandlung.

Ein erhebliches Problem ist jedoch die frühzeitige Diagnose dieser lebensgefährlichen Erkrankung. Bei Patienten mit geringer Inzidenz beginnt die Diagnostik bei erstem Verdacht und sollte in kurzer Zeit vor oder direkt nach Therapieeinleitung durchgeführt werden, da der

Einsatz von Antimykotika die Sensitivität der meisten Tests verschlechtert.

Das diagnostische Programm bei Verdacht auf Schimmelpilzinfektion kann die in Tabelle 30 aufgelisteten Punkte umfassen. Bei Patienten mit sehr hohem Risiko einer Aspergillose, also speziell in Aplasie nach Induktionschemotherapie zur Behandlung einer akuten Leukämie oder nach allogener Stammzelltransplantation, wird

Tab. 30

Diagnostik in der Hämatologie

Test	Kommentar
Allgemein	
2–3 x Aspergillus-Antigen (Galactomannan) Bestimmung im Serum	Die kurzfristige Wiederholung steigert die Sensitivität
Computertomographie	Prüfung der Lokalisation, Größe der Infiltrate. Typische Veränderungen?
V. a. Pneumonie	
Bronchoskopie mit Lavage - Kultur - Aspergillus-Antigen (Galactomannan)	Auch bei Thrombopenie durchführbar
Sputum: Kultur	Geringe Sensitivität und Spezifität
Biopsie	Bei Thrombopenie aufgrund des erhöhten Blutungsrisiko meist nicht durchführbar.
V. a. Sinusitis	
Abstrich/Biopsie	Meist durch HNO-Facharzt
Hochrisiko	
Aspergillus-Antigen (Galactomannan) ≥ 2 x wöchentlich	Screening

zusätzlich ein Screening, mit Bestimmung des Aspergillus-Antigens Galactomannan empfohlen. Diese Untersuchung wird meist zweimal wöchentlich durchgeführt, in einzelnen Zentren und Studien konnte eine weitere Verbesserung der Sensitivität gezeigt werden, wenn dieses täglich erfolgte. Der DNA-Nachweis mit Hilfe der PCR-Diagnostik aus dem Blut oder der Bronchiallavage könnte eine weitere Option und eventuell eine Verbesserung darstellen.

Zur Diagnosestellung wurden gemeinsame europäische und amerikanische Konsensuskriterien etabliert und im Jahr 2008 aktualisiert. Es muss aber beachtet werden, dass diese Kriterien nur für die Vereinheitlichung von Studien mit vergleichbarem Einschluss von Patienten entwickelt wurden. Im klinischen Alltag darf sich eine antimykotische Behandlung nicht hierauf beschränken. Dennoch können sie als sinnvoller Leitfaden zur Diagnostik dienen. Häufig wird jedoch schon der Verdacht bzw. eine „mögliche Infektion" behandelt werden müssen. In die EORTC/MSG-Kriterien gehen das Infektionsrisiko (Wirtsfaktor), klinische und radiologische Zeichen sowie ein mikrobiologischer Nachweis als Faktoren ein (siehe Abb. 11).

Infektionen durch seltene Pilze

Eine Vielzahl weiterer Pilzinfektionen wurde bei hämato-onkologischen Patienten beschrieben, doch spielen diese eine deutlich untergeordnete Rolle. So sind auch Kryptokokkus-Infektionen in dieser Population selten und treten noch am ehesten bei T-Zell-Defekt oder nach Depletion der CD4-Helferzellen auf. Die Behandlung erfolgt wie bei anderen Patienten und beruht in erster Linie auf Erfahrungen zu dieser Erkrankung bei HIV-Patienten.

	Nachgewiesen	Wahrscheinlich	Möglich	Nicht klassifiziert
Wirtsfaktor Neutropenie Allo-SZT T-Zell-Suppression Immundefekt	■	■	■	■
Klinische Zeichen Typ. radiologische Infiltrate - nodulär mit/ohne Halo - Wedge-shaped-Infiltrat - Air crescent sign, Kavität	■	■	■	
Mikrobiologischer Hinweis Kultur aus - Sputum oder BAL GM - Serum (2x), BAL (1x)	■	■	■	
Mikrobiologischer Hinweis des Erregers aus sterilen Materialien	■			
EORTC-Klassifikation:				

Abb. 11: Vereinfachte Darstellung der Klassifikation von invasiven Pilzinfektionen nach den Konsensuskriterien der EORTC und MSG von 2008 (mod. nach De Pauw et al. 2008)

Wie bereits beschrieben werden zunehmend Infektionen durch Zygomyzeten bei hämatologischen Patienten berichtet. Hierbei handelt es sich um eine heterogene Erregergruppe, am häufigsten werden *Mucor* spp., *Rhizomucor* spp. und *Rhizopus* spp. isoliert. Es gibt erste Hinweise, dass – neben einer verbesserten Diagnostik und Aufmerksamkeit für diese Komplikation – eine langfristige Einnahme von Voriconazol den Erreger selektionieren könnte. Da die Infektion weiterhin sehr selten ist, muss sie diagnostisch insbesondere bei therapierefraktären Erkrankungen mit fehlendem Erregernachweis und bei atypischen Manifestationen vor allem im Bereich der Nasennebenhöhlen berücksichtigt werden. Als Luftkeim können sich hier die Sporen ansiedeln und insbesondere bei schwerer Immunsuppression foudroyante Verläufe mit rascher Invasion des zentralen Nervensystems verursachen. Die Erreger sind resistent gegenüber Echinocandinen und den meisten Azolen (u. a. Fluconazol, Voriconazol). Die Therapie der Wahl besteht neben einer möglichst frühzeitigen und radikalen chirurgischen Sanierung in der Gabe von lipidformuliertem Amphotericin B. Für liposomales Amphotericin B wird eine Dosis von mindestens 5 mg/kg Körpergewicht empfohlen. Eine Alternative insbesondere für die Erhaltungstherapie stellt Posaconazol dar. Doch sollte zumindest initial eine intravenöse Therapie zur schnellen effektiven Einleitung der medikamentösen Behandlung erfolgen.

4.5 Systemische Mykosen in der operativen Intensiv- und Transplantationsmedizin

Pilzinfektionen machen in Europa bis zu einem Fünftel der auf einer Intensivstation erworbenen Sepsisfälle aus. In Verbindung mit der Verbesserung von Operationstechniken und Fortschritten in der Intensivtherapie ließ sich die frühe perioperative Letalität nach ausgedehnten Eingriffen und nach Transplantation solider Organe deutlich reduzieren. Damit verbunden stieg auch die Rate opportunistischer Infektionen in der operativen Intensivmedizin. Parallel hierzu vergrößerte sich auch die Zahl der operativen Patienten, die aus anderen Gründen (z. B. chronisch obstruktive Lungenerkrankungen, rheumatoide Arthitis, usw.) immunsupprimierende Medikamente einnehmen. Die überwiegende Zahl der Pilzinfektionen wird in der Intensivmedizin durch *Candida* spp. und *Aspergillus* spp. ausgelöst. Darüber hinaus spielen

Infektionen durch Zygomyzeten eine geringe Rolle, z. B. bei Patienten mit strukturellen Lungenerkrankungen und bei Diabetikern.

Candida spp.

Fast alle Merkmale der modernen Intensivmedizin stellen Risikofaktoren für eine Candida-Infektion dar (Tab. 31). Die Applikation breitwirksamer Antibiotika, invasive Katheter, die Anwendung einer maschinellen Beatmung und von Nierenersatzverfahren, sowie eine parenterale Ernährung betreffen einen Großteil der intensivmedizinisch versorgten Patienten.

Candida-Infektionen machen mit ca. 80–90 % den Großteil der Pilzinfektionen in der Intensivmedizin aus. Sie treten zumeist als nosokomiale Infektionen auf. Insgesamt handelt es sich bei bis zu zehn Prozent der Septikämien um eine Candidämie. *Candida* spp. rangieren an vierter Stelle der auslösenden Mikroorganismen.

Eine Candida-Infektion ist mit einem längeren Intensiv- und Krankenhausaufenthalt der Patienten und entsprechend deutlich höheren Versorgungskosten verbunden. Das Auftreten einer Pilzinfektion ist in vielen Untersuchungen mit einer deutlichen Verschlechterung des klinischen Verlaufes verbunden. Bei der Auswertung der Daten von über acht Millionen stationären Patienten ergab sich ein ca. 14-faches relatives Risiko zu versterben für den Fall des Auftretens einer Candidämie (Lichtenstern et al., 2010). Bezieht man allerdings die zumeist schwerwiegenden Begleiterkrankungen dieser Patienten in die Risikoberechnung mit ein, relativiert sich dieser Effekt, sodass man von einer der Candida-Infektion direkt zuschreibbaren Letalität von ca. zehn Prozent ausgehen kann.

Tab. 31

Risikofaktoren für eine Infektion

Candidämie	Invasive Aspergillose
Breitspektrumantibiotika (Anzahl, Dauer)	Lungen-, Leber-, Herz-, Nierentransplantation
Invasive Katheter (ZVK, Hickmann)	Akute, chronische Abstoßungsreaktion
Maschinelle Beatmung	Re-Transplantation
Nierenversagen, Nierenersatzverfahren	CMV-Infektion
Totale parenterale Ernährung, Malnutrition	COPD
Kortikosteroide	Kortikosteroide
Kolonisation (≥2 Stellen)	Leberzirrhose
Intensivaufenthalt >10 Tage	Hämodialyse, Nierenversagen
Gastrointestinale Leckage/ Z. n. Operation	Diabetes mellitus, diabetische Ketoazidose
Patientenalter (< 1; > 70 Jahre)	
Maligne Erkrankung, Chemotherapie	
Neutropenie (≤ 500/μl)	
Protonenpumpen- hemmer	

Ausgangspunkt der Infektion ist zumeist eine Invasion über den besiedelten Darmtrakt infolge einer Störung der Barrierefunktion oder als Schmierinfektion entlang (zentral-) venöser Zugänge direkt in die Blutbahn. *C. albicans, C. glabrata, C. parapsilosis* und *C. tropicalis* verursachen dabei etwa 95 % aller Candidämien. Davon entfallen etwa 50 % der Fälle auf *C. albicans*. In den letzten Jahren wurde aber insbesondere in Nordamerika eine Zunahme der sogenannten Non-albicans-Spezies beobachtet. Als Riskofakoren für eine Non-albicans-Infektion gelten ein hohes Alter der Patienten, eine vorherige Azoltherapie, der Aufenthalt auf einer Intensivstation, eine Neutropenie, eine hämato-onkologische Erkrankung und eine allogene Stammzelltransplantation.

Die verschiedenen Non-albicans-Spezies sind nicht als homogene Gruppe zu betrachten. Eine besondere intensivmedizinische Relevanz besitzen dabei die Spezies, die überhaupt nicht (*C. krusei*) bzw. zunehmend unzuverlässig (*C. glabrata*) auf eine Fluconazoltherapie ansprechen. Deshalb besitzen diese Veränderungen der epidemiologischen Lage eine große Bedeutsamkeit für die Gestaltung einer adäquaten empirischen Therapie in der Intensivmedizin.

C. glabrata verursacht aktuell in den USA bereits mehr als ein Fünftel aller Fälle (Pfaller u. Diekema, 2007). In Deutschland liegt der Anteil heute bei etwa 10–15 %, wobei die Verteilung der Candida-Spezies zwischen einzelnen Institutionen sich deutlich unterscheiden kann. *C. parapsilosis* ist in Europa die am zweithäufigsten nachgewiesene Spezies. *C. parapsilosis* bildet in besonderem Maße Biofilme in bzw. an Kathetern und kann in diesem Zusammenhang ein deutlich reduziertes Ansprechen auf Antimykotika zeigen. Zusätzlich weist *C. parapsilosis* im Vergleich zu den anderen Candida-Spezies erhöhte minimale Hemmkonzentrationen gegenüber den Echinocandinen auf. Bisher wurden anhand molekularer Unterschiede drei verschiedene Gruppen dieser Spezies unterschieden (Gruppen I-III), die mittlerweile zusätzlich als jeweils eigene Spezies mit *C. orthopsilosis* (bildet evtl. keine Biofilme) bzw. *C. metapsilosis* benannt sind.

Im Zusammenhang mit (hämato-) onkologischen Erkrankungen und Neutropenie treten vermehrt Infektionen durch *C. tropicalis* und *C. krusei* auf. Obwohl *C. tropicalis* eine gute mikrobiologische Empfindlichkeit auf Fluconazol besitzt, zeigte sich in einer großen randomisierten Studie bei Infektionen durch diese Spezies ein reduziertes klinisches Ansprechen auf Fluconazol, während *C. krusei* bekannterweise eine primäre Resistenz gegen Fluconazol besitzt.

Es ist zu beachten, dass zwischen den einzelnen Spezies relevante Unterschiede in der zuschreibbaren Letalität bestehen. So ist diese, verglichen mit *C. albicans,* für *C. parapsilosis* niedriger, während sie für *C. glabrata* und *C. krusei* mutmaßlich infolge ihrer reduzierten Azolempfindlichkeit höher erscheint.

Aspergillus spp.

Schimmelpilze spielen in der Intensivmedizin klassischerweise nach Transplantationen solider Organe und im Rahmen hämato-onkologischer Erkrankungen eine Rolle. Gleichwohl zeigen aktuelle epidemiologische Beobachtungen, dass auch Patienten außerhalb dieses umschriebenen Bereichs in einem relevanten Maß an Schimmelpilzinfektionen erkranken, insbesondere wenn chronische pulmonale Erkrankungen (z. B. COPD), schwerwiegende Lebererkrankungen oder ein Diabetes mellitus vorliegen. *Aspergillus* spp. macht dabei den überwiegenden Teil der nachgewiesenen Isolate aus, während andere Schimmelpilze wie Zygomyzeten und *Fusarium* spp. vereinzelt auftreten.

In der größer werdenden Population immungeschwächter Patienten, z. B. bei therapiebedingter Neutropenie, nach allogener Stammzelltransplantation (HSCT) oder nach Transplantation solider Organe, insbesondere nach Lungen- und Lebertransplantation, verursachen *Aspergillus* spp. lebensgefährliche Infektionen. Über diese bekannten Risikogruppen hinaus besitzt die invasive Aspergillose eine steigende Bedeutung für Intensivpatienten. Etwa sieben Prozent der Patienten einer medizinischen Intensivstation zeigten mikrobiologische oder histopathologische Hinweise für eine Aspergillus-Infektion. Zwei Drittel dieser Patienten hatten keine hämato-onkologische Erkrankung. Ursächlich hierfür sind die komplexen Veränderungen der Immunfunktion kritisch Kranker, die durch eine Funktionseinschränkung der zellulären Immunität („Immunoparalyse") als Folge einer schwerwiegenden Grunderkrankung gekennzeichnet sind, und Aspergillus-Infektionen auch ohne klassische Risikofaktoren möglich machen. Hyperglykämie und der Einsatz von Kortikosteroiden können ebenfalls die Immunfunktion negativ beeinflussen. Damit ist insbesondere die intravenöse Kortikosteroidbehandlung von Patienten mit einer chronisch obstruktiven Lungenerkrankung mit einer steigenden Inzidenz der invasiven Aspergillose verbunden. Zusätzlich stellen der Einsatz von Breitspektrumantibiotika, ein akutes Leberversagen bzw. eine fortgeschrittene Leberzirrhose, Diabetes mellitus und eine terminale Niereninsuffizienz Risikofaktoren dar. Ausgangspunkt der Infektion ist hauptsächlich das Einatmen von Pilzsporen nach Aufwirbelung aus dem Erdboden oder im Rahmen von Baumaßnahmen aus Mauerwerk bzw. Putz und die Verunreinigung von Belüftungssystemen. Die meisten Infektionen werden durch *Aspergillus fumigatus* verursacht, gefolgt von *A. flavus, A. terreus, A. niger* und *A. nidulans.* Die Letalität der invasiven Aspergillose liegt mit 65–80 % deutlich über der der invasiven Candidose.

Übrige Schimmelpilze

Sonst wenig bekannte Schimmelpilze wie Zygomyzeten, *Fusarium* spp., *Scedosporium* spp., und *Alternaria* spp. lösen Infektionen nach Einatmung der Sporen oder über kontaminierte kutane Läsionen aus. Aufgrund der schwierigen Diagnose und teilweise schnellen Dissemination sind sie mit einer sehr hohen Letalität verbunden, besonders dann, wenn eine Erholung der Immunfunktion der Patienten ausbleibt. Die Therapie wird durch das schlechte Ansprechen dieser seltenen Schimmelpilze auf die verfügbaren Antimykotika erschwert. Zygomyzeten verursachen den größten Teil dieser seltenen Schimmelpilzinfektionen. Dabei sind eine ketoazidotische Stoffwechsellage bei unbehandeltem Diabetes mellitus, Lymphome, Leukämie, Neutropenie, Kortikosteroide oder Immunosuppressiva sowie eine Eisenüberladung z. B. im Rahmen einer chronischen Hämodialyse, die wichtigsten Risikofaktoren. Zygomyzeten zeigen nach Invasion über kutane Läsionen oder Einatmung in die Lunge eine schnelle Gefäßinvasion und lösen dort nachfolgend Thrombosen und Gewebeischämien aus. Für den Behandlungserfolg ist neben der frühen antimykotischen Behandlung eine operative Fokussanierung entscheidend. Darüber hinaus treten die seltenen Erreger *Fusarium* spp., *Alternaria* spp. und *Scedosporium* spp. gehäuft bei Patienten nach Transplantation solider Organe (insbesondere nach Lungentransplantation) oder bei Patienten mit vorbestehenden Lungenerkrankungen (*Scedosporium* spp.) auf. Auch hier sind die Infektionen mit einer hohen Gesamtletalität verbunden, da sie zumeist spät diagnostiziert und antimykotisch schwierig zu behandeln sind.

Bemerkungen zur Diagnostik

Aufgrund der wenig spezifischen Klinik von Pilzinfektionen und der Erkenntnis, dass ein möglichst frühzeitiger Therapiebeginn entscheidend für den Behandlungserfolg ist, ergibt sich für die Intensivmedizin das Dilemma, die Patienten, die eine antimykotische Therapie benötigen, rechtzeitig zu erkennen, ohne durch einen zu breiten Einsatz ungünstige epidemiologische Effekte zu erzielen und die begrenzten Ressourcen unnötig zu belasten.

Natürlich bestimmt der Ort der Infektion die klinischen Zeichen der Pilzinfektion, wobei diese nicht von den Symptomen einer bakteriellen Infektion zu unterscheiden sind. Loslassschmerz, Abwehrspannung und ein generalisierter abdomineller Schmerz sind klassische Zeichen für eine Peritonitis. Nicht selten bleibt z. B. eine abdominelle Candida-Infektion lokal begrenzt und bildet einen klinisch inapparenten Verhalt, der nur bildgebend mittels CT entdeckt werden kann. Husten, Auswurf (bei Pilzinfektionen selten ausgeprägt) und Dyspnoe treten bei einer Pneumonie auf. Die Ausbildung einer respiratorischen Insuffizienz kann schließlich zur Beatmungspflichtigkeit führen. Gleichzeitig entwickeln die Patienten häufig Fieber. Dies gilt insbesondere für Patienten mit einer primären Blutstrominfektion durch Candida-Spezies. Ein septisches Krankheitsbild liegt vor, wenn die dafür allgemein verabredeten Kriterien erfüllt sind: Temperatur > 38°C oder < 36°C, Tachykardie > 90/min, Leukozytose > 12.000/µl oder < 4.000/µl, respiratorische Insuffizienz (≥1 - Kriterium), Atemfrequenz > 20/min, Hyperventilation $PaCO_2$ < 32 mmHg (spontan atmend), PaO_2 < 70 mmHg (spontan atmend) oder PaO_2/FiO_2 < 175 (bei maschineller Beatmung). Die rasche Entwicklung weiterer Organdysfunktionen im Rahmen einer Pilzinfektion, wie eine septische Enzephalopathie und ein Kreislaufversagen, sind Zeichen eines schwerwiegenden Verlaufs, die die intensivmedizinische Versorgung notwendig machen.

Bei **systemischen Pilzinfektionen** sind die Infektionsmarker wie das C-reaktive Protein (CRP) und Procalcitonin (PCT) positiv. Die Betrachtung dieser Entzündungsparameter in Verbindung mit den im weiteren Verlauf noch beschriebenen Risikostratifizierungsscores für Pilzinfektionen kann die prädiktive Qualität dieser Scores verbessern und einer frühzeitigen Diagnose dienen. Bei medikamentös immunsupprimierten Patienten und Patienten mit einer Immunparalyse infolge Erschöpfung bzw. Gegenregulation bei stattgehabten schwerwiegenden Entzündungsreaktionen kann die Produktion dieser Akutphaseparameter allerdings deutlich abgeschwächt oder gar nicht mehr vorhanden sein. Insgesamt scheinen systemische Pilzinfektionen im Vergleich zu bakteriellen Infektionen mit einer geringeren Erhöhung von CRP und PCT einherzugehen. Eine sichere Abgrenzung zwischen fungalen und bakteriellen Infektionen lässt sich daraus jedoch nicht ableiten.

Der **klassische diagnostische Nachweis** von pilzlichen Pathogenen erfolgt mittels kultureller Anzucht aus Probenmaterialien, direkter Mikroskopie und histopathologischen Verfahren. Diese Nachweismethoden werden durch serologische oder molekulare Techniken erweitert. Dabei gilt der direkte Nachweis von Pilzen aus sonst sterilen Körperbereichen oder die nachgewiesene Gewebsinvasion als beweisend für eine Infektion.

Der Nachweis von *Candida* spp. in respiratorischen Materialien ist auch beim Intensivpatienten in der Regel als Kontamination zu betrachten, da eine primäre **Candida-Pneumonie** extrem selten ist. Bei beatmeten Traumapatienten mit einem Nachweis von *Candida* spp. in der BAL (bis zu 10^5 KBE) zeigte sich beim Verzicht auf eine antimykotische Therapie weder eine erhöhte Inzidenz der Candidämie noch eine erhöhte Letalität. Dies unterstützt eine Untersuchung, die bei verstorbenen Intensivpatienten mit Zeichen einer Pneumonie keinen histopathologischen Nachweis einer Candida-Pneumonie feststellen konnte, unabhängig davon ob vorher Candida-Spezies in trachealen oder bronchoalveolären Proben nachgewiesen wurden (57 % der Fälle) oder nicht. Deshalb wird von den Leitlinien zur Therapie der Ventilator-assoziierten Pneumonie und der Candida-Infektionen bei Nachweis von *Candida* spp. aus dem tiefem Trachealsekret oder einer bronchoalveolären Lavage bei primär immunkompetenten Patienten keine antimykotische Therapie empfohlen. Grundsätzlich ist bei immunsupprimierten Patienten eine sekundären Candida-Pneumonie nach hämatogener Streuung möglich. Im Gegensatz dazu ist der Nachweis von *Aspergillus* spp. aus respiratorischem Material nicht nur beim neutropenen oder transplantierten Hochrisikopatienten von großer Wertigkeit, insbesondere wenn *A. flavus* oder *A. terreus* nachgewiesen werden. Allerdings gelingt selbst bei einer mikroskopisch nachgewiesenen invasiven pulmonalen Aspergillose der Keimnachweis in der BAL oder im Trachealsekret nur in etwa einem Drittel der Fälle.

Die Bedeutung positiver kultureller Pilznachweise aus dem Abdomen, insbesondere von *Candida* spp., ist schwierig abzuschätzen, wenn eine erfolgreiche Fokussanierung operativ durchgeführt werden konnte und der Zustand des Patienten sich deutlich bessert. Vor dem

Hintergrund der erwiesenen Notwendigkeit einer möglichst frühzeitigen adäquaten Therapie ist die antimykotische Therapie allerdings im Rahmen rezidivierender septischer gastrointestinaler Leckagen und im Rahmen einer nekrotisierenden Pankreatitis empfohlen.

Eine **Candidurie** tritt häufig bei Intensivpatienten auf. *Candida* spp. verursacht etwa ein Drittel der nosokomialen Harnwegsinfektionen. Aufgrund des Fehlens von Zeichen einer Gewebsinvasion ist die Candidurie in der Regel als Hohlraumkolonisation infolge einliegender Harnwegskatheter anzusehen. Trotzdem bleibt zu beachten, dass ca. 8 % der Patienten mit einer Candidurie in der Folge eine Candidämie entwickeln. Bei Nachweis einer Candidurie sollte der Blasenkatheter gewechselt werden.

Die Anwendung **serologischer Tests** zum Nachweis von Antikörpern ist in der Intensivmedizin leider wenig zielführend, da bei einer Vielzahl der kritisch kranken Patienten (z. B. aufgrund einer Kolonisation) bereits ein relevanter Antikörpertiter vorhanden ist, oder im Falle einer Infektion bei Risikopatienten die Fähigkeit zur Ausbildung einer signifikanten Immunantwort fehlen kann. Damit lässt sich durch Antikörpertiter häufig weder eine akute Infektion bestätigen noch ausschließen. Erfolgversprechender erscheinen hier ein **direkter Antigennachweis** von pilzlichen Zellwandbestandteilen, zytoplasmatischen Antigenen oder von DNA bzw. RNA im Serum oder anderen Flüssigkeiten (z. B. BAL). Als ein Zellwandbestandteil vieler Pilze (z. B. *Candida, Aspergillus* und *Fusarium* spp.) kann 1,3-β-D-Glucan im Rahmen invasiver Mykosen nachgewiesen werden. Allerdings ist in der Intensivmedizin der Nutzen aufgrund einer zu geringen prädiktiven Wertigkeit eingeschränkt. Darüber hinaus traten unter dem Einsatz von Nierenersatzverfahren sowie nach der Gabe von Albumin oder Immunglobulinen falsch positive Testergebnisse auf. Bei zwei nacheinander befundeten positiven Testergebnissen erhöht sich die Spezifität des Testergebnisses. Der Nachweis von 1,3-β-D-Glucan kann in der Diagnose von Infektionen durch *Cryptococcus* spp. und Zygomyzeten nicht dienen, da diese Pilze zu wenig davon synthetisieren.

Der Nachweis des **Aspergillus-spezifischen Polysaccharids Galactomannan** kann die Diagnose einer invasiven Aspergillose unterstützen. Seine Bedeutung ergibt sich daraus, dass es eine frühere Diagnosestellung als konventionelle Verfahren ermöglicht und zusätzlich zur Überwachung des Erfolges einer initiierten Therapie herangezogen werden kann. Galactomannan kann sowohl im Serum als auch in BAL, Liquor und Drainageflüssigkeiten nachgewiesen werden. Die Erfahrungen bei Intensivpatienten und solchen nach Transplantation solider Organe sind noch begrenzt, was sich auch in der Unsicherheit widerspiegelt, welcher Grenzwert in den verschiedenen Proben für ein positives Testergebnis (z. B. Cutt-off von 0,5 oder 1,0) herangezogen werden soll. Auch hier gilt, dass zum Screening eine Wiederholung des Tests (z. B. 2 x pro Woche) empfohlen wird. Die Spezifität des Tests steigt deutlich bei zwei aufeinander folgenden positiven Ergebnissen mit einem Galactomannan-Index von >1. Unter der Therapie mit Piperacillin/Tazobactam oder Amoxicillin/Clavulansäure kam es zu falsch positiven Galactomannan-Nachweisen.

Zusätzlich ergibt sich aus **neueren molekularbiologischen Methoden** die Möglichkeit des Nachweises verschiedener pilzspezifischer Nukleinsäuresequenzen. Die teilweise vielversprechenden Ansätze werden in der Zukunft sehr wahrscheinlich eine feste Bedeutung in der infektiologischen Frühdiagnostik von Intensivpatienten erlangen, z. B. bei der Frage, ob ein pilzlicher Erreger ursächlich für eine neu aufgetretene Sepsis sein kann.

Risikostratifizierung

Da der konventionelle kulturelle Nachweis bei einer invasiven Mykose zumeist erst spät im Verlauf der Infektion gelingt und andere Verfahren heute diese Lücke noch nicht überbrücken können, erscheinen empirische bzw. präemptive Therapiestrategien anstatt der definitiven Therapie bei Nachweis erfolgsversprechender, um die insgesamt hohe Letalität und Morbidität invasiver Pilzinfektionen zu reduzieren.

Die **Konzepte zur Risikostratifizierung** für das Auftreten einer Pilzinfektion beim Intensivpatienten basieren auf der Analyse von vorhandenen Risikofaktoren (z. B. Breitspektrumantibiose, Nierenersatzverfahren, Beatmung, parenterale Ernährung) und beziehen dabei zumeist das Bestehen bzw. das Ausmaß einer pilzlichen Kolonisierung mit ein. Bei guter Sensitivität mangelt es den bisher vorgestellten Scores aber leider an einer zufriedenstellenden Spezifität und entsprechend guten Vorhersagewerten. D. h. eine gute Diskrimination innerhalb der Risikopopulation der Intensivpatienten ist heute noch nicht möglich.

Der **Kolonisationsindex (CI)** für Candida errechnet sich aus der Anzahl der kolonisierten Stellen geteilt durch die Anzahl der abgestrichenen Stellen und wurde dadurch modifiziert, dass man nur die Stellen als kolonisiert ansah, an denen eine hohe Zahl koloniebildender

Einheiten nachgewiesen wurden. Der „Candida Score" basiert auf der Berechnung eines Punktwertes anhand der Merkmale:

- parenterale Ernährung ⇒ 1 Punkt
- stattgehabte Operation ⇒ 1 Punkt
- multifokale Kolonisierung ⇒ 1 Punkt
- schwere Sepsis ⇒ 2 Punkte.

Bei einem Punktwert von mindestens drei wird von den Autoren eine präemptive Therapie empfohlen, da das Risiko für eine invasive Candidose ca. achtfach größer ist als bei einem Wert unter drei. Ein weiteres formuliertes Konzept zur Risikostratifizierung ist die sogenannte **„Clinical prediction rule"**: Hier werden das Vorhandensein eines zentralen Venenkatheters, eine künstliche Beatmung und eine antibiotische Therapie innerhalb der letzten drei Tage des Intensivaufenthaltes zur Risikoabschätzung beachtet. Weiterhin gelten parenterale Ernährung, Nierenersatzverfahren, ausgedehnte Operationen, Pankreatitis oder systemisch gegebene Kortikosteroide bzw. Immunsuppressiva und das Bestehen sepsisassoziierter Phänomene wie Fieber, Hypothermie, Hypotension und Leukozytose als bedeutsam. Auch hier wird die Testaussage zusätzlich durch die Betrachtung einer Kolonisation mit Candida verbessert.

Bei Intensivpatienten mit dem klinischen Verdacht auf eine invasive pulmonale Aspergillose sollte möglichst frühzeitig eine CT-Untersuchung der Lunge durchgeführt werden. Unterstützt diese den Verdacht, ist eine BAL zur Gewinnung von Probenmaterial für den kulturellen Nachweis wie auch für eine Galaktomannan-Testung durchzuführen. Ist primär ein Galactomannan- Test aus Serum oder BAL positiv, so sollte ebenfalls umgehend eine CT-Bildgebung der Lunge durchgeführt werden. Die

Befunde müssen vor dem Hintergrund der individuellen Risikokonstellation diskutiert werden, wobei im Zweifel eine präemptive Therapie initiiert werden sollte. Nach einer zeitnahen Reevaluation der Befunde kann die Therapieentscheidung in der Folge überdacht werden.

Fazit

Pilze sind nicht selten Erreger schwerer Infektionen von Intensivpatienten, da kritisch Kranke im Rahmen eines langen Intensivaufenthalts auch ohne andere Risikofaktoren komplexe Immunschwächephasen entwickeln können. Epidemiologische Beobachtungen weisen darauf hin, dass der Anteil schwer therapierbarer Pilzinfektionen im Bereich der Intensivmedizin ansteigt. Dabei stellen *Candida* spp. den Großteil der Pilzerreger im intensivmedizinischen Bereich dar. *C. albicans* verursacht nach wie vor etwa die Hälfte der Infektion durch *Candida* spp. Obwohl die meisten Non-albicans-Spezies im Vergleich dazu selten auftreten, ist diesen eine große Aufmerksamkeit zu schenken, da sie teilweise bedeutsame Resistenzen gegen Antimykotika aufweisen und mitunter lokal gehäuft als nosokomiale Infektion auftreten. Deshalb ist heute eine speziesspezifische Therapie, die durch Resistenztestung abgesichert ist, anzustreben. Invasive pulmonale Aspergillosen treten besonders bei Patienten mit vorbestehenden Lungenerkrankungen und nach Transplantation solider Organe auf. Der möglichst frühzeitige Beginn einer adäquaten antimykotischen Therapie ist entscheidend für den Behandlungserfolg. Individuelle Patientenmerkmale sowie klinische, radiologische und konventionelle infektiologische Parameter, aber auch neue spezifische Marker dienen der Risikoabschätzung und bilden gemeinsam die Entscheidungsgrundlage für den Beginn einer empirischen Therapie.

4.6 Mykosen bei pädiatrischen Patienten

Kinder sind keine kleinen Erwachsenen

Da Pilzinfektionen bei Kindern wie bei Erwachsenen eine wichtige Rolle in Morbidität und Letalität spielen, ist es für den in der Pädiatrie tätigen Arzt wichtig, die wesentlichen Unterschiede zwischen diesen beiden Patientengruppen zu kennen. So bestehen zwischen Kindern und Erwachsenen Unterschiede in der Epidemiologie von invasiven Mykosen, in einzelnen diagnostischen Verfahren wie auch im Einsatz der verschiedenen Antimykotika, was jeweils einen wichtigen Einfluss auf die gewählte antimykotische Strategie haben kann (Tab. 32).

Die Gruppe der Früh- und Neugeborenen ist als besondere Patientengruppe unter anderem durch ein unreifes

Tab. 32

Invasive Pilzinfektionen

Unterschiede zwischen Kindern und Erwachsenen
Risikofaktoren und Risikogruppen
▪ Früh- und Neugeborene mit unreifem Immunsystem
▪ Patienten mit malignen Grunderkrankungen
• Grunderkrankungen unterschiedlich zu Erwachsenen
• Unterschiedliche Therapiekonzepte zu Erwachsenen
• Prognose meist besser als bei Erwachsenen
Epidemiologie
Klinisches Bild invasiver Mykosen
Diagnostische Tests
▪ Galactomannan-Test
▪ Computertomographie der Lunge
Antimykotische Substanzen
▪ Pharmakokinetik und Pharmakodynamik
▪ Zulassung

Immunsystem charakterisiert. Dies betrifft verschiedene Arme des Immunsystems, angefangen von den körpereigenen Barrieren bis hin zu den zellulären Abwehrmechanismen. So sind gerade sehr unreife Frühgeborene durch ihre extrem dünne Haut relativ ungeschützt und haben eine besondere Anfälligkeit für primäre kutane Candida-Infektionen (z. B. Windeldermatitis), Aspergillosen oder Zygomykosen.

Durch die funktionelle Unreife von Phagozyten und Lymphozyten können zudem eingedrungene Erreger nicht eliminiert werden, wodurch ein hohes Risiko für invasive Mykosen besteht. Die Risikofaktoren älterer Kinder ähneln dahingegen mehr denen von Erwachsenen. Hier haben Patienten mit sekundären Immundefekten wie z. B. Kinder mit einer protrahierten, chemotherapeutisch induzierten Granulozytopenie (≥ 10 Tage) oder Kinder nach hämatopoetischer Stammzelltransplantation ein erhöhtes Risiko für invasive Mykosen. Anzumerken ist jedoch, dass viele chemotherapeutische Strategien im Kindesalter dosisintensiver sind als die bei Erwachsenen und so eine stärkere Immunsuppression hervorrufen und die Rekonstitution des Immunsystems nach Chemotherapie bzw. Stammzelltransplantation bei Kindern im Vergleich zu Erwachsenen unterschiedlich verläuft. So regeneriert z. B. das Immunsystem bei Kindern nach allogener hämatopoetischer Stammzelltransplantation schneller als bei erwachsenen Patienten und weist zudem aufgrund des noch vorhandenen Thymus nach der Regeneration ein größeres T-Zell-Rezeptorrepertoire auf; inwieweit diese Tatsachen jedoch ursächlich für die niedrigere Komplikationsrate nach Transplantation und somit für die insgesamt bessere Prognose bei pädiatrischen Patienten sind, ist nicht geklärt.

Epidemiologie invasiver Mykosen bei pädiatrischen Patienten

Infektionen durch Dermatophyten wie *Microsporum* spp., *Trichophyton* spp. oder *Epidermophyton floccosum* finden sich auch bei Kindern. Auffälligerweise treten bei Kindern selten Onychomykosen auf, während eine Tinea capitis, die primär über Katzen übertragen wird und topisch oder systemisch medikamentös, jedoch nicht chirurgisch angegangen werden sollte, die Tinea corporis sowie eine Tinea facialis relativ häufig gesehen werden.

Für das Abschätzen, welche Patienten ein besonders hohes Risiko für invasive Pilzinfektionen haben, sind epidemiologische Kenntnisse notwendig. Diese müssen natürlich immer in Zusammenschau mit den lokalen Gegebenheiten interpretiert werden. Im Kindesalter ist die Inzidenz invasiver **Candida-Infektionen** deutlich höher als bei Erwachsenen, wobei Neugeborene das höchste Risiko aufweisen. Dabei steigt das Risiko für eine invasive Candida-Infektion mit abnehmendem Gestationsalter und niedrigerem Geburtsgewicht, sodass bei diesen Patienten eine antimykotische Prophylaxe durchaus sinnvoll sein kann. Als zusätzliche Risikofaktoren für invasive Candida-Infektionen sind in dieser Patientengruppe ein vorzeitiger Blasensprung, die Gabe von Drittgeneration-Cephalosporinen und H2-Blockern sowie eine künstliche Beatmung bekannt. Dahingegen sind bei älteren Kindern die wichtigsten Risikofaktoren für invasive Candida-Infektionen ein zentraler Venenkatheter, schwere Bauchoperationen oder eine Hämodialyse; dies entspricht den Risikofaktoren der Erwachsenen. Von therapeutischem Interesse ist es, dass die Inzidenz von *C. parapsilosis* bei Kindern unter einem Jahr deutlich höher ist als die Inzidenz von *C. glabrata*. Dieses Verhältnis kehrt sich über die Jahre um, sodass im Adoleszentenalter *C. glabrata* häufiger als *C. parapsilosis* auftritt. Da Candida-Infektionen, insbesondere ein oberflächlicher oropharyngealer Befall, bei sehr vielen Kindern mit HIV-Infektionen gesehen werden, erhalten viele dieser Kinder über lange Zeit Fluconazol. Dies hat zu einem deutlichen Anstieg von Fluconazol-resistenten Candida-Stämmen geführt, die in einigen Untersuchungen fast 50 % der Isolate darstellen.

Im Gegensatz zu invasiven Candida-Infektionen treten invasive **Aspergillosen** in der Früh- und Neugeborenenperiode selten auf. Das höchste Risiko für invasive Aspergillosen haben Kinder mit einer malignen hämatologischen Grunderkrankung, hier vor allem Kinder nach allogener Stammzelltransplantation oder Kinder mit akuter myeloischer Leukämie; je nach Literaturangabe schwankt das Risiko für eine invasive Aspergillose bei diesen Patientengruppen zwischen 5 % und 25 %. Dahingegen sind invasive Aspergillosen bei Kindern mit soliden Tumoren oder nach autologer Stammzelltransplantation eine Rarität. Wie auch bei Erwachsenen sind eine längerdauernde Steroidtherapie und protrahierte Phasen einer Granulozytopenie wichtige Risikofaktoren für invasive Aspergillosen, wobei die überwiegende Mehrheit der Patienten mehr als einen Risikofaktor aufweist. Während *A. fumigatus* bei erwachsenen Patienten mit invasiver Aspergillose das wichtigste Isolat darstellt, zeigten kleinere pädiatrische Studien ein Überwiegen von *A. flavus*. Allerdings müssen diese Ergebnisse durch zukünftige größere Untersuchungen bestätigt werden. Extrapulmonale Manifestationen bei invasiven Aspergillosen finden sich in etwa 30 % der Fälle, wobei die

Nasennebenhöhlen bei Kindern seltener betroffen sind als bei Erwachsenen. Wie auch bei Erwachsenen liegt die Letalität der invasiven Aspergillose bei Kindern immer noch bei über 50 %, wobei Lokalisation und Schwere der Immunsuppression wichtige prognostische Größen sind. Ungünstig ist deshalb die invasive Aspergillose auch bei Patienten, die aufgrund eines Rezidivs der Grundkrankheit bei nun eingeschränkter Fähigkeit der hämatopoetischen Regeneration erneut eine Chemotherapie erhalten müssen.

Die Datenlage hinsichtlich der **Zygomykosen** bei pädiatrischen Patienten ist gering. So finden sich bis 2007 insgesamt weniger als 200 publizierte Fälle. Während die Frühgeburtlichkeit der wichtigste Risikofaktor bei jüngeren Kindern ist, stellen Diabetes mellitus und eine maligne Grunderkrankung bei älteren Kindern wie auch bei Erwachsenen wichtige Risikofaktoren für eine Zygomykose dar. Im Vergleich zu Erwachsenen lag die Letalität der Zygomykose bei Kindern höher (61 % versus 52 %), wobei dies möglicherweise durch die höhere Disseminationsrate im Kindesalter erklärt werden kann.

Die **Pneumocystis-jirovecii-Pneumonie** (früher PcP genannt wegen der damaligen Bezeichnung *P. carinii* anstelle von *P. jirovecii*) war eine der wichtigsten Ursachen akut lebensbedrohlicher interstitieller Lungenerkrankungen bei abwehrgeschwächten Patienten. Das hohe Erkrankungsrisiko krebskranker Kinder und Jugendlicher wurde mit der Einführung aggressiver Chemotherapieprotokolle Ende der 60er-Jahre deutlich. Zu diesem Zeitpunkt war die PcP die häufigste Todesursache bei Patienten mit akuter lymphoblastischer Leukämie in Remission. Im Gegensatz zum oft schleichendprogredienten Verlauf der HIV-assoziierten Form ist die PcP bei krebskranken Patienten typischerweise durch einen perakuten Verlauf mit Fieber, unproduktivem Husten und einer rasch progredienten Hypoxie bei normalem Auskultationsbefund gekennzeichnet. Das typische radiologische Korrelat ist die bilaterale interstitielle und intraalveoläre Zeichnungsvermehrung. Unbehandelt ist die PcP bei diesen Patienten nahezu immer letal, und auch bei raschem Therapiebeginn mit Trimethoprim-Sulfamethoxazol (TMP-SMX) bzw. inhalativem Pentamidin liegt die infektionsassoziierte Letalität bei bis zu 60 %. Allerdings spielt seit Einführung der Prophylaxe mit TMP-SMX die PcP bei krebskranken Kindern nahezu keine Rolle mehr.

Bemerkungen zur Diagnostik

Wie bei der Epidemiologie ist auch bei der Diagnostik invasiver Pilzinfektionen die Datenlage für pädiatrische Patienten limitiert. Ursächlich hierfür ist, dass viele klinische Studien ausschließlich bei erwachsenen Patienten durchgeführt werden. Falls doch pädiatrische Patienten in Studien eingeschlossen werden oder eigens Studien mit Kindern durchgeführt werden, ist die Fallzahl meist relativ gering. Deshalb ist es nicht verwunderlich, dass die Ergebnisse dieser kleinen Studien oft stark differieren und es deswegen schwer ist, allgemeingültige Aussagen abzuleiten. Als Beispiel für diese Problematik kann der **Galactomannan-Test** dienen, dessen Wertigkeit bei Erwachsenen durch viele Studien mit hunderten von Patienten gut für die Diagnostik invasiver Aspergillosen belegt ist. Dahingegen zeigt eine Studie bei 42 Kindern mit hämatopoetischer Grunderkrankung eine Spezifität des Tests von weniger als 50 %, während sie in einer anderen Studie bei 64 Kindern nach hämatopoetischer

Stammzelltransplantation über 97 % beträgt. Die Ursachen für diese Diskrepanz sind noch nicht abschließend geklärt; möglicherweise spielen Bifidobakterien im Darm für die unspezifische Erhöhung der Werte des Galaktomannan-Tests eine Rolle.

Zusammenfassend können bei Kindern derzeit keine definitiven Aussagen zur Spezifität und Sensitivität des Galaktomannan-Tests gemacht werden.

Die **Computertomographie der Lunge** ist ein weiteres wichtiges Werkzeug in der Diagnostik einer invasiven Aspergillose. So findet sich bei über zwei Dritteln der erwachsenen Patienten mit pulmonaler Aspergillose zu Beginn der Infektion ein sog. „Halo-Zeichen", während nach etwa zwei Wochen ein für die Infektion typisches (jedoch nicht beweisendes) „Air-crescent-sign" (Luftsichel) gesehen wird. Im Gegensatz dazu finden sich in der Computertomographie der Lunge bei Kindern mit invasiver Aspergillose meist relativ uncharakteristische Zeichen, wie eine segmentale oder multilobuläre Konsolidierung oder periphere Infiltrate, was die Diagnostik einer invasiven Aspergillose sehr schwierig macht. Je jünger die Kinder sind, desto uncharakteristischer sind die Infiltrate, was möglicherweise durch Unterschiede in der Immunantwort zu erklären ist. Streng genommen können so die für erwachsene Patienten gut etablierten EORTC/MSG-Kriterien zur Diagnose einer invasiven Aspergillose bei Kindern nur mit Vorbehalt angewandt werden.

Da wie bei erwachsenen Patienten auch bei Kindern der Stellenwert von Mikroskopie und Kultur in der Diagnostik invasiver Pilzinfektionen limitiert ist, bleibt die Diagnose einer invasiven Mykose im Kindesalter schwierig.

4.7 Pneumocystis-jirovecii-Pneumonie und Kryptokokkose

Infektionen durch *Pneumocystis jirovecii* und *Cryptococcus* spp. können bei unterschiedlichsten Patienten auftreten, doch finden sich mit Abstand die höchsten Inzidenzen bei Patienten mit fortgeschrittener Immunsuppression in Folge einer HIV-Infektion und nach Organtransplantation. Bei hämatologischen Patienten war die Prävalenz insbesondere von Pneumocystis-Infektionen ebenfalls erhöht, doch konnte dies durch den breiten Einsatz einer oralen Prophylaxe mit Trimethoprim/Sulfamethoxazol oder mit einer inhalativen Gabe von Pentamidin sehr stark reduziert werden. Kryptokokkosen sind hingegen bei hämatologischer Grunderkrankung mit einer Rate < 0,1 % selten. *Cryptococcus gattii* kann bei immunkompetenten Personen Erkrankungen verursachen. Die Prävalenz der Kryptokokken-Infektionen ist in den USA und Südostasien höher als in Europa.

Bei Infektion durch das HI-Virus kommt es unbehandelt mit fortschreitendem zellulären Immundefekt zu einer steigenden Inzidenz schwerer Pilzinfektionen. Bei Abfall der CD4-Helferzell-Zahl unter 200/μl im peripheren Blut findet sich eine Zunahme an Candida-Infektionen, insbesondere eines oralen oder ösophagealen Soors (siehe Kap. 4.3). Zusätzlich treten bereits hier vermehrt Infektionen durch *Pneumocystis jirovecii* auf. Meist erst ab einer Helferzellenzahl unter 100/μl steigt auch die Zahl an Erkrankungen durch *Cryptococcus* spp. Aufgrund des häufigen Zusammenhanges insbesondere in den Anfangszeiten der HIV-Pandemie zählt eine Reihe von Pilzinfektionen durch *Cryptococcus* spp. und *Pneumocystis* spp. und *Candida* spp. zu den HIV-assoziierten (Stadium B) oder AIDS-definierenden (Stadium C) Erkrankungen (Tab. 33).

Tab. 33

HIV-assoziierte oder AIDS-definierende invasive Pilz-infektionen nach der CDC-Klassifikation

HIV-assoziierte Erkrankungen Stadium B	AIDS-definierende Erkrankungen Stadium C
■ Oropharyngeale Candidose	■ Pneumocystis-Pneumonie (PcP)
■ Vulvovaginale Candidose (> 4 Wochen, therapierefraktär)	■ Extrapulmonale Kryptokokkose ■ Soorösophagitis ■ Candida-Bronchitis, -Pneumonie, -Tracheitis

Wie Abbildung 12 mit Darstellung von Pilzinfektionen bei Autopsiebefunden von HIV-positiven Patienten verdeutlicht, konnte durch Einführung der antiretroviralen Therapie, Ende der neunziger Jahre, nicht nur die Anzahl der Todesfälle drastisch gesenkt werden, sondern auch die Rate an opportunistischen Infektionen durch Pilze.

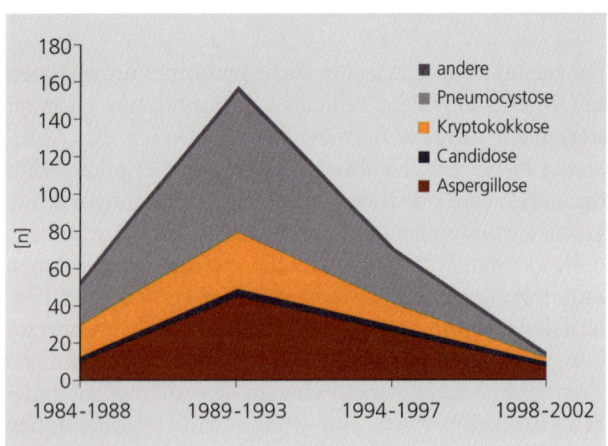

Abb. 12: Inzidenz von invasiven Mykosen bei Autopsie von HIV/ AIDS-Patienten nach Antinori et al. (Am J Clin Pathol 2009), n = Zahl der Autopsiebefunde.

Dabei hat sich die Zahl der Candidosen und Aspergillosen verhältnismäßig wenig verändert, doch tödlich verlaufende Pneumocystosen und Kryptokokkosen nahmen deutlich ab. Nichtsdestoweniger finden sich weiterhin die meisten dieser lebensgefährlichen Erkrankungen bei HIV-Infizierten, vor allem dann, wenn die Ansteckung dem Patienten bisher nicht bekannt ist.

Kryptokokkosen

Kryptokokken vermehren sich vor allem im Vogelkot und werden durch Inhalation der kleinen Organismen aufgenommen. Bei kompetenter Abwehr verläuft die **primäre Infektion** häufig asymptomatisch. Der Erreger wird eliminiert oder dauerhaft kontrolliert und verbleibt in den Alveolen der Lunge. Ähnlich einer Tuberkulose kann dieser dann bei fortgeschrittener Immundefizienz über die Lunge und Lymphwege Ausgangspunkt einer **disseminierten Infektion** sein. Nach der pulmonalen Infektion kommt es überwiegend zu cerebralen Manifestationen. Aber auch Lympadenitis und isolierter Hautbefall können auftreten.

In bis zu 90 % der klinischen Erkrankungen kommt es zu einer Beteiligung des Gehirns oder der Meningen. Dieses kann zu einem akuten oder chronischen Krankheitsbild führen. Insbesondere bei T-Zellen <100/µl sind schwelende Verläufe über Wochen und sogar Monate möglich. Zur **typischen Klinik** zählen Kopf- und Nackenschmerzen, Fieber und meningeale Reizzeichen bzw. Meningismus, Erbrechen, Photophobie, Schwindel, mentale Veränderungen und Anfälle. Dabei ist keines der Symptome obligat. Fokale neurologische Defizite sind selten, und bei fortgeschrittener Infektion kann es zu Lethargie, Stupor und bis zum Koma kommen. Mögliche Komplikationen sind ein Papillenödem, ein Hydrocephalus internus und steigender intrazerebraler Druck.

Obwohl die Lunge meist die initiale Eintrittspforte und den Streuherd darstellt, können auch disseminierte pulmonale Erkrankungen meist als Folge einer Reaktivierung auftreten. Dies führt zu Fieber, Husten und Dyspnoe. Radiologisch können einzelne Noduli, aber auch multiple Herde, lobäre oder diffuse interstitielle Infiltrate nachweisbar sein.

Zur **Diagnostik** ist eine frühzeitige radiologische Schnittbildgebung indiziert, zusätzlich sollte versucht werden den Erreger kulturell oder zytologisch nachzuweisen. Alternativ ist der Antigennachweis im Liquor möglich. Die **Therapie** besteht zunächst in einer Induktionsbehandlung mit Kombination zweier Antimykotika (z. B. Amphotericin B und Flucytosin) und einer anschließenden Erhaltungstherapie. Bei anhaltender Immunsuppression z. B. mit einer Helferzellzahl > 200/µl ist eine anschließende Sekundärprophylaxe zur Vermeidung der sonst häufigen Rezidive zwingend erforderlich. Durch die Behandlungsoptionen mit Suppression der HI-Virus Replikation kann heute in vielen AIDS-Fällen eine Erholung des Immunsystems erzielt werden und dann auch auf die antimykotische Prophylaxe verzichtet werden. In diesem Rahmen ist aber ein sogenanntes Immune Reconstitution Inflammatory Syndrome (IRIS) möglich, welches durch die Entzündungsreaktion bei Anstieg der Zellzahl und rascher Freisetzung von Chemokinen und Mediatoren pulmonal und besonders zerebral zu schweren Komplikationen führen kann und dann eine separate immunmodulierende oder suppressive Behandlung erfordert.

Durch dieses Vorgehen konnte die Letalität einer Kryptokokkus-Infektion bei HIV-Infizierten von über 60 % auf unter 20 % gesenkt werden.

Pneumocystis-Pneumonie

Lange Zeit wurden Pneumocystis zu den Protozoen gerechnet, nicht zuletzt, weil sie gegen Antibiotika, z. B. Cotrimoxazol, empfindlich sind. In der Tat sind sie aber Pilze, denen jedoch im Gegensatz zu den meisten anderen Pilzen, Ergosterin in der zytoplasmatischen Membran fehlt, so dass sie gegen Amphotericin B und Azole resistent sind. Es gibt in der Natur viele Arten, darunter *P. carinii*, die jedoch nur die Ratte befällt. Beim Menschen kommt ausschließlich nur *P. jirovecii* vor. Möglicherweise besiedeln sie Menschen, ohne Symptome auszulösen. Bei Abwehrschwäche jedoch, vor allem bei T-Zell-Defekten, können sie sich in der Lunge vermehren und eine interstitielle, atypische Pneumonie erzeugen.

Am häufigsten findet sich auch diese Infektion bei HIV-positiven Patienten mit fortgeschrittener Immunsuppression (CD4 < 200/µl), aber ebenso nach Organtransplantation. Hier ist das Risiko ohne Prophylaxe zwischen zwei und zehn Prozent. Dieses ist abhängig vom transplantierten Organ und der immunsuppressiven Therapie. Das Risiko ist am höchsten zwischen dem zweiten und sechsten Monat nach Transplantation. Hingegen kann bei Lungentransplantierten eine Pneumocystis-Pneumonie häufig auch noch nach einem Jahr auftreten. Hier ist daher eine längere Prophylaxe sinnvoll. Besonders hohe Inzidenzen (> 40 %) wurden in einzelnen Studien für Patienten mit kombinierten Herz-Lungen-Transplantationen berichtet. Auch bei anderen Ursachen der Abwehrschwäche werden vermehrte Pneumocystis-Pneumonien beschrieben. So stellen rheumatologische Erkrankungen, v.a. Morbus Wegener und andere Vaskulitiden sowie Kollagenosen inzwischen eine eigene Prädisposition dar. Bei hämatologischen Patienten konnte hingegen die Inzidenz durch breite Einführung einer Prophylaxe deutlich reduziert werden. Bei fehlender Prophylaxe sollte diese Infektion jedoch frühzeitig bei Symptomatik oder den typischen radiologischen Veränderungen berücksichtigt werden.

Klinisch dominieren die drei Symptome des trockenen, nicht produktiven und belastenden Hustens, subfebrile Temperaturen oder Fieber und Dyspnoe. Letztere ist insbesondere bei AIDS-Patienten langsam progredient, kann aber auch rasch schwere Formen annehmen. Neben einer Risikokonstellation ist bei dieser Symptomatik auch ein Anstieg der Laktatdehydrogenase (LDH) hinweisend auf eine Pneumocystis-Pneumonie. Da die Infektion zentral in der Lunge sitzt, ist der Auskultationsbefund meist unauffällig. Dagegen ist das typische Verteilungsmuster der interstitiellen Infiltrate im Röntgenbild und insbesondere im CT-Thorax richtungweisend. Für den Erregernachweis ist eine Bronchoskopie mit Lavage zu empfehlen.

Eine Therapie ist aufgrund des meist schon fortgeschrittenen Krankheitsbildes schon vor Abschluss der Diagnostik erforderlich. Standard stellt hier die intravenöse Gabe von hochdosiertem Trimethoprim/Sulfamethoxazol dar. Nur in wenigen Fällen ist eine orale Therapie ausreichend. Bei starker Dyspnoe und (partieller) pulmonaler Insuffizienz kann initial eine Steroidgabe durch Reduktion der Entzündungsreaktion die Symptomatik rasch bessern und therapieentscheidend sein. Nach erfolgreicher Behandlung ist bei HIV-Infizierten eine Sekundärprophylaxe indiziert, bis die Helferzellen unter antiretroviraler Therapie wieder dauerhaft über 200/µl ansteigen. Zur Prophylaxe hat sich die einmal tägliche Gabe von 80/400 mg Trimethoprim/Sulfamethoxazol bzw. die dreimal wöchentliche Gabe in einer Dosis von 160/800 mg als wirksam erwiesen. Pentacarinat-Inhalationen stellen eine Alternative dar. Obwohl eine *Pneumocystis-jirovecii*-Pneumonie eine komplett vermeidbare und therapierbare Erkrankung darstellt, ist sie nach wie vor eine wesentliche und lebensgefährliche Komplikation insbesondere bei nicht erkannter HIV-Infektion. Ist die Ansteckung mit diesem Virus bekannt, sollte daher eine Primärprophylaxe erfolgen, solange die CD 4-Zell-Zahl unter 200/µl liegt.

4.8 Außereuropäische Systemmykosen (Dimorphe Pilze)

Epidemiologie der außereuropäischen Pilze
Die folgenden Pilzinfektionen werden typischerweise nicht in Mitteleuropa akquiriert, sondern stellen Reisesouvenirs dar oder sind bei Migranten anzutreffen (Tab. 34).

Blastomykose
Zu Beginn sind die Beschwerden uncharakteristisch, wie Fieber, Übelkeit, Schwäche und etwas später Gewichtsverlust. In ca. 50 % kommt es beim sonst gesunden Menschen zu einer Spontanheilung. Sonst kommt es nach einer Inkubationszeit von 30–45 Tagen zu pulmonalen Beschwerden mit Verschattungen in der Lunge, was zunächst mit einer bakteriellen Pneumonie, z. B. auch einer

Tab. 33

Pilzinfektionen außereuropäischer (dimorpher) Pilze

Pilzinfektion	Typische Endemiegebiete
Blastomykose *Blastomyces dermatitidis*	Nordamerika (Mississippi-Becken, Ost- und Nordstaaten der USA)
Coccidioidomykose *Coccidioides immitis*	USA, wüstenartige Gebiete in Arizona, Kalifornien, Neu-mexiko, Texas, Utah, auch Süd-amerika, Argentinien, Bolivien
Histoplasmose *Histoplasma capsulatum*	Herde in Indonesien, Afrika, Nord-, Mittel- und Südamerika. V.a. Ohio, Mississippi
Paracoccidioidomykose *Paracoccidioides brasiliensis*	Tropische und subtropische Gebiete Südamerikas und Zentralamerikas
Sporotrichose *Sporothrix schenkii*	Peru und andere Gebiete, aber weltweit vorkommend
Penicillium marneffei	Südostasien, Hongkong

Tuberkulose, oder mit einem Lungenkarzinom verwech-selt werden kann. Die pulmonale Manifestation steht im Vordergrund. Extrapulmonale Manifestationen, die durch Dissemination des Pilzes entstehen, wie Lymph-knotenschwellungen, Hautknötchen, Endophthalmitis, Meningoenzephalitis oder Knochenherde, sind nur bei 30 % der Infizierten zu erwarten. Allerdings kann bei Abwehrschwäche, speziell bei AIDS, ein schwerer Verlauf drohen. Ohne Therapie schreitet die Infektion fort, und das andauernde Fieber führt zur Kachexie.

Coccidioidomykose

Die allermeisten Infektionen verlaufen asymptomatisch oder induzieren nur vorübergehende, grippale Symptome. Sonst kommt es ca. zwei Wochen nach der Exposition zu einem respiratorischen Infekt, begleitet von Brustschmerzen beim Atmen, Husten und Fieber. Durch eine beginnende Immunreaktion kann es in vielen Fällen dabei als Kollateralschaden zu Autoimmunphänomenen kommen, wie etwa rheumatischen Gelenkbeschwerden („Wüstenrheumatismus"), aber auch Erythema nodosum oder Konjunktivitis. Im Prinzip ist in diesem Stadium eine spontane Ausheilung noch möglich.

In einigen Fällen jedoch – auch beim sonst gesunden Menschen, aber besonders bei Schwäche der zellulären Abwehr – entwickelt sich eine Pneumonie, die nach Wochen zu einer vollständigen Hepatisation der Lunge führt. Und selbst eine Dissemination in die Haut, wo zunächst Knötchen entstehen, die im Laufe der Zeit ulzerieren, sowie ins ZNS ist zu befürchten. Die chronische Meningitis, die an eine tuberkulöse Meningitis denken lässt, und Ventrikulitis kann durch entzündlichen Verschluss der Foramina bzw. des Aquäduktus zu einem Hydrozephalus führen.

Histoplasmose

Bei der Mehrzahl der gesunden Menschen, die *Histoplasma capsulatum* inhalieren, bleibt die Infektion asymptomatisch oder der Infizierte klagt nur über uncharakteristische, grippale Symptome und überwindet die Infektion spontan. Als manifeste Erkrankung imponiert die chronisch progrediente Pneumonie, die an eine Tuberkulose denken lässt. Viele Monate oder erst Jahre später kann auch eine systemische Ausbreitung erfolgen

– vor allem bei AIDS – mit Metastasenbildung in den retikuloendothelialen Organen (Milz, Leber, Knochenmark) sowie in der Haut oder auf Schleimhäuten, z. B. im Mundbereich. Solche schweren Infektionen gehen dann mit einem starken Krankheitsgefühl, Fieber und Gewichtsverlust einher.

Eine paradoxe Verschlechterung tritt bei einem AIDS-Patienten dann ein, wenn durch eine effiziente antivirale Chemotherapie (HAART) eine partielle Restitution der Immunabwehr erfolgt, die dann auch eine entzündliche Reaktion gegenüber den verbliebenen Pilzen einleitet, was die Symptome verstärkt (IRIS = Immune Reconstitution Inflammatory Syndrome).

Paracoccidioidomykose (südamerikanische Blastomykose)

Die Infektionen verlaufen zumeist subklinisch. Wenn eine Infektion manifest wird, so ist meistens die Lunge betroffen. Die Entwicklung ist ganz langsam progredient und wird oft erst nach vielen Jahren bemerkbar. Häufig sind mehrere einzelne Lungenherde, die aber konfluieren und nekrotisch werden, was dann zu einer fibrotischen Heilung führt. Nach Streuung treten auf der Haut und auf Schleimhäuten sichtbare Knötchen auf, die ulzerieren und suppurieren. Auch das retikuloendotheliale System kann befallen sein.

Sporotrichose

Die Infektion beginnt lokal an der Eintrittspforte in der Haut. Zunächst fällt eine uncharakteristische Rötung auf, die dann im Laufe von Monaten in kleine Papeln übergeht, die gelegentlich auch ulzerieren. Aber auch eine spontane Abheilung ist möglich, wobei oft in der

Nachbarschaft neue Herde heranwachsen. Bei erheblicher Abwehrschwäche ist sogar eine Ausbreitung in das retikuloendotheliale System möglich.

Penicillium-marneffei-Infektion

Die Infektion wird fast nur beim AIDS-Patienten manifest. Dabei steht die Lungeninfektion im Vordergrund. Als Differenzialdiagnose kommt eine Tuberkulose oder ein Lungenkarzinom in Frage. Nach hämatogener Streuung kann auch eine Dissemination erfolgen.

5   Diagnostik

Eine frühzeitige Erkennung kann zu einer gezielten Therapie führen, wobei der frühzeitige Beginn für den Erfolg entscheidend sein kann. Die Diagnose von invasiven Pilzinfektionen setzt sich aus mehreren Schritten zusammen und basiert auf der gemeinsamen Bewertung von klinischen Symptomen, radiologischen und mikrobiologischen Befunden, Ergebnissen der histologischen Untersuchung sowie von klinisch-chemischen Parametern. Als Grundlage für die definitive Diagnose einer invasiven Pilzinfektion dienen der direkte Erregernachweis (Mikroskopie und Kultur) in Körperflüssigkeiten bzw. steril entnommenen Proben (z. B. Blut, Liquor) und/oder Gewebe (z. B. Haut, Lunge, Leber, ZNS-Biopsat). Der Nachweis der Gewebeinvasion als Zeichen einer invasiven Infektion gilt nach wie vor als „Goldstandard" in der Diagnostik. Proben aus nicht steril entnommenen Materialien wie Urin, Stuhl, bronchoalveoläre Lavage oder Haut bzw. Schleimhaut gelten nicht primär als Beweis für eine invasive Infektion, sondern können auch Ausdruck einer Kolonisation sein.

5.1   Umgang mit Probenmaterial
Das Untersuchungsmaterial ist soweit möglich direkt kontaminationsfrei aus dem Infektionsort zu entnehmen. Es ist möglichst unverändertes, natives, frisches Material einzusenden, da Material, das mit Fixationsmitteln behandelt wurde (z. B. für histologische Untersuchungen) nicht mehr für eine kulturelle Diagnostik geeignet ist. Die Entnahmetechnik vom Untersuchungsmaterial ist abhängig von der betroffenen Infektionslokalisation. Die Lagerung von Proben aus primär sterilen Bereichen erfolgt bei Raumtemperatur, aus unsterilen

Bereichen im Kühlschrank, um das Überwuchern von Begleitflora zu vermeiden. Für eine mikroskopische Begutachtung sollten keine Wattetupfer eingesetzt werden, da die sehr dünnen Fasern die Beurteilung erschweren, weil sie filamentöse Strukturen imitieren. Die Proben sollen so rasch als möglich ins Labor transportiert werden.

5.2 Mikrobiologische Nachweismethoden

Zu den herkömmlichen Methoden (Tab. 35) zählen:

1. die direkte mikroskopische Untersuchung des Untersuchungsmaterials,

Tab. 35

Nachweismethoden von Pilzinfektionen

Untersuchungstechnik	Erregeridentifikation
Histologie (HE, PAS, Grocott-Gomori)	Eventuell Zuordnung in Gruppen
Direktmikroskopie (z. B. nativ, KOH, optische Aufheller, Tusche-Färbung)	Eventuell Zuordnung in Gruppen
Kultur	Identifikation bis Speziesebene

Antigennachweise
    Mannan
    Galactomannan
    Glucurono-xylo-mannan
 	
    1,3-β-D-Glucan
	
	Candida spp.
	Aspergillus spp.
	Cryptococcus neoformans
	Cryptococcus gattii
	Candida spp., *Aspergillus* spp., *Pneumocystis jirovecii*, (Ausnahme: *Cryptococcus* spp., Zygomyzeten)

Antikörpernachweise	*Histoplasma, Coccidioides*
Molekulare Testmethoden	Genus- oder speziesspezifisch

2. der kulturelle Erregernachweis,
3. der histologische Nachweis des Erregers in Gewebeproben,
4. der Nachweis von Pilzantikörpern,
5. der Nachweis von Pilzantigenen und
6. der molekularbiologische Nachweis von fungaler
   DNA in diversen Untersuchungsmaterialien.

Mikroskopie

Der erste Schritt der mykologischen Labordiagnose besteht in der Regel aus der mikroskopischen Untersuchung des Materials. Hierdurch kann ein erster Pilz-
hinweis innerhalb weniger Stunden erfolgen und
therapeutische Entscheidungen beeinflussen. Die in der
Bakteriologie gut etablierte Gramfärbung eignet sich
lediglich zur Darstellung von Sprosspilzen, wo man die
Knospung und ggf. die Pseudomyzelbildung sehen kann.
Die Tuschefärbung wird zur Darstellung der Kapsel von
Cryptococcus neoformans eingesetzt. Als besonders sensi-
tive Methode hat sich die Färbung mit Fluorochromen,
z. B. Blankophor, herausgestellt. Man beurteilt die Dicke
der Hyphen, die bei einigen Pilzen (Aspergillus) gleichmäßig, bei anderen (Zygomyzeten) variabel ist, außerdem die Art der Verzweigung, die bei Aspergillus spitzwinklig, bei Zygomyzeten dagegen eher rechtwinklig ist.
In der Gruppe der Fadenpilze handelt es sich bei den sep-
tierten Pilzen z. B. um Aspergillen, bei unseptierten Vertretern um Zygomyzeten, wie z. B. Mucorazeen.

Kultur

Die weitere Bearbeitung der Probe im Labor und das eingesetzte kulturelle Verfahren können sehr unterschiedlich
sein und sind vom Probenmaterial und der Fragestellung
abhängig. Die Anzucht von Pilzen auf Spezialnährböden

dient der Identifizierung von Erregern sowie der Resistenztestung. Die Kultur nimmt einen wichtigen Stellenwert ein, obwohl sie oft erst nach Tagen positiv wird, denn die Vermehrungsgeschwindigkeit mancher Pilze ist recht langsam; die Sensitivität ist teilweise gering und es ist nicht immer möglich, zwischen Besiedlung und Infektion zu unterscheiden.

Zum Nachweis einer systemischen Infektion werden Blutkulturen eingesetzt. Die Sensitivität für Candida-Infektionen liegt zwischen 50–60 %. Es ist auf ein ausreichendes Blutvolumen zu achten (siehe Empfehlungen der Hersteller der Blutkultursysteme). Dagegen ist der Nachweis von *Aspergillus* spp. im Blut nur sehr selten möglich. Der kulturelle Nachweis von *Candida* spp. aus Proben des Respirationstraktes stellt in den allermeisten Fällen eine Besiedelung, somit keine zwingende Therapieindikation da. (Eine Candida-Pneumonie ist sehr selten!) Bei der Beurteilung der Wertigkeit von Schimmelpilzen aus dem Respirationstrakt (nicht nur Trachea, sondern auch NNH) sind z. B. die zugrundeliegenden Risikofaktoren des Patienten zu berücksichtigen.

Serologische Methoden

Generell gilt für alle serologischen Untersuchungsmethoden, dass sie wohl wertvolle Informationen zum Krankheitsgeschehen liefern, aber immer in Kombination mit Klinik und anderen Befunden interpretiert werden müssen. Engmaschige Kontrollen sind notwendig, um die genaue Interpretation der Ergebnisse untermauern zu können. Die serologische Diagnostik umfasst den Antikörpernachweis aus dem Blut sowie den Antigennachweis aus Blut und fallweise anderen Körperflüssigkeiten, wie z. B. Urin oder *Liquor cerebrospinalis.*

Beim Antikörpernachweis muss zwischen primären Mykosen wie den außereuropäischen, endemischen Systemmykosen und den opportunistischen Infektionen wie
Candidose und Aspergillose unterschieden werden. Bei
den endemischen Systemmykosen wie Histoplasmose,
Blastomykose, Coccidoidomykose und Paracoccidoi-
domykose ist der Antikörpernachweis einfacher zu beur-
teilen (bei Patienten aus Nichtendemiegebieten). Dafür
werden primär die Komplementbindungsreaktion wie
auch die Immundiffusion verwendet. Derartige serologische Tests werden aber nur von Speziallabors angeboten.

Bei den opportunistischen, einheimischen Mykosen
kann der Antikörpernachweis nur als zusätzlicher Parameter herangezogen werden. Bei der Bewertung spielen
die Titerhöhe und vor allem der Titerverlauf eine besondere Rolle. Ein Hinweis auf eine Mykose kann sich bei
einem signifikanten Titeranstieg (> 4 Titerstufen) ergeben, Einzelbestimmungen sind meistens ohne Aussage-
wert. Die Bewertung der AK-Titer ist kompliziert, da
auch Gesunde AK-Titer gegen z. B. Candida-Arten bilden können, wenn eine starke Besiedelung von Schleimhäuten vorliegt.

Der Antigennachweis zum Nachweis von invasiven Pilzinfektionen ist etwas vielversprechender, da die Ergebnisse durch den Immunstatus weniger beeinflusst werden.
Für invasive Candidosen stehen mehrere kommerziell
erhältliche Testkits zum Nachweis von Mannanen zu Verfügung. Der Latexagglutinationstest zeigt allerdings
starke Schwankungen in Sensitivität und Spezifität.
Außerdem ist festzuhalten, dass es falsch positive Ergebnisse im Zusammenhang mit Rheumafaktoren sowie bei
Niereninsuffizienz geben kann. Der Sandwich ELISA-

Test, Platelia-Candida, ist etwas sensitiver und erkennt verschiedene humanpathogene *Candida* spp., die das gleiche Antigen produzieren. Eine serielle Testung konsekutiver Serumproben ist hierbei von großer Bedeutung. Die Kombination von Antikörper- und Antigennachweis von konsekutiv abgenommenen Seren bei Hochrisikopatienten kann die Sensitivität der Diagnose einer invasiver Candidose erhöhen.

Zum Nachweis der invasiven Aspergillose steht ein kommerziell erhältlicher ELISA-Test, Platelia-Aspergillus, zur Verfügung. Dieser weist zirkulierendes Galactomannan, einen Bestandteil der Zellwand von Aspergillen, nach. Der Assay ist weitverbreitet und hat besonders als Screeningtest bei hämatologischen Patienten seinen Stellenwert (Sensitivität 60–86 %, Spezifität 80–98 %). Es wird empfohlen, den Test mindestens zweimal pro Woche durchzuführen. Allerdings muss berücksichtigt werden, dass unter einer bestehenden antifungalen Therapie die Sensitivität drastisch reduziert wird. Falsch positive Ergebnisse sind im Zusammenhang mit der Gabe von Piperacillin-Tazobactam, bei Kindern und bei Schädigung der Darmmukosa beschrieben worden. Der Assay zeigt auch eine gute Sensitivität (85 %) und Spezifität (95 %) beim Einsatz aus bronchoalveolären Lavagen.

$1,3$-β-D-Glucan ist ein Zellwandbestandteil vieler Spross- und Fadenpilze und kann während invasiver Mykosen im Blut detektiert werden. Die Angaben zu Sensitivität und Spezifität schwanken, sind abhängig von den verschiedenen Studienpatienten und liegen zwischen 50 und 100 %. Neben der invasiven Candidose und Aspergillose werden auch Infektionen durch Fusarium, Trichosporon, Saccharomyces und Acremonium erfasst. Zu beachten ist daher, dass bei positivem Testausfall die infektionsauslösende Pilzgattung nicht bekannt ist. Im Gegensatz zum Candida-Antigennachweis fällt der Nachweis von 1,3-β-D-Glucan bei oraler Candidose oder Kolonisation negativ aus. Zu beachten ist auch, dass Infektionen durch *Cryptococcus neoformans* und Zygomyzeten durch diesen Test nicht erfasst werden. Falsch positive Reaktionen wurden bei Patienten mit Hämodialyse, Leberzirrhose und nach bauchchirurgischen Eingriffen beobachtet.

Der Nachweis von Kapselantigen (Glucurono-Xylo-Mannan) von *C. neoformans* in Serum und Liquor cerebrospinalis ist sehr gut evaluiert. Dafür stehen sowohl ein hochsensitiver Latexagglutinationstest als auch ein ELISA-Test zur Verfügung. Der ELISA wird als gleich sensitiv wie der Latexagglutinationstest beschrieben, hat aber den Vorteil, dass er nicht mit dem Rheumafaktor reagiert und nur eine geringe Rate an falsch positiven Ergebnissen zeigt. Der Nachweis des Kapselantigens ist einer der verlässlichsten Antigennachweisverfahren in der mykologischen Serologie und kann daher gut in der Routinediagnostik zur Erkennung einer akuten Erkrankung eingesetzt werden. Beim Antigen-Screening im Liquor sollte immer eine Serumprobe parallel untersucht werden. Eine ZNS-Manifestation kann ohne Antigennachweis im Liquor auftreten, insbesondere bei Stämmen mit geringer Kapselbildung. Da dieses Antigen sehr stabil ist, kann der Test auch noch lange nach einer kurativen Behandlung positiv bleiben.

Molekularbiologische Techniken

Da die zeitgerechte Diagnostik von invasiven Pilzinfektionen essenziell für die Prognose ist und die klassischen Labormethoden oft unzureichend sind, wurden frühzeitig die Möglichkeiten eines molekularen Nachweises der Erreger untersucht. Hier bietet die Polymerasekettenreaktion (PCR) eine hochsensitive Methode auf Basis einer spezifischen Vervielfältigung von DNA in vitro.

Durch die Vervielfältigung von erregerspezifischen Gensequenzen eines Genomabschnittes ermöglicht die PCR eine anschließende Detektion durch spezifische Sonden. Die Real-Time-PCR ist eine Weiterentwicklung der konventionellen PCR und hat diese in vielen Bereichen ersetzt. Die Fluoreszenz-Resonanz-Energie-Transfer (FRET)-basierte Technik der Real-Time-PCR ermöglicht die Analyse des PCR-Produktes bereits während des Amplifikationsprozesses. Es ist nun möglich, Rückschlüsse auf die ursprüngliche Anzahl der DNA-Moleküle in der Probe zu ziehen und somit nicht nur eine qualitative, sondern auch eine quantitative Aussage zu treffen.

Mit der Light-Cycler-PCR konnten weitere Verbesserungen in Bezug auf Geschwindigkeit der Untersuchung bei Nutzung kleinerer Proben und der Verbesserung der Analyse-Software erzielt werden.

Ein Problem des hochsensitiven nichtinvasiven Nachweises einer invasiven Pilzinfektion mittels PCR ist die Kontamination der Proben durch die ubiquitär vorkommenden Pilzsporen. Hier konnte durch die Einführung des Thermocyclers und der Real-Time-PCR-Methode ein Fortschritt erreicht werden, da die komplette Untersuchung einschließlich Amplifikation und der folgenden Detektion in einem geschlossenen System durchgeführt wird, welches die Möglichkeit einer Verunreinigung deutlich vermindert.

Die eingesetzte Methodik und die in den einzelnen Arbeitsgruppen untersuchten Fragestellungen unterscheiden sich bisher erheblich. So können verschiedenste Materialien, einschließlich Blut (Serum, Vollblut), BAL, Liquor und Gewebe geprüft werden. Für repetitive Screeninganalysen wird insbesondere Blut verwendet, wobei Vollblut und Plasma differenziert werden müssen, was einen erheblichen Einfluss auf die erforderliche Extraktion hat. Da bei Letzterem die DNA frei in Lösung vorliegt, können schnellere und wenig komplexe Verfahren gewählt werden.

Für die Zerstörung der Pilzzellwand sind die enzymatische Verdauung mit Lyticase oder ein mechanisches Verfahren durch Beschuss mit Metallkügelchen am gebräuchlichsten.

DNA ist stabiler und leichter zu extrahieren, daher wird diese einem RNA-basierten Verfahren meist vorgezogen. Wesentliche Unterschiede bestehen auch bei der Wahl der Zielsequenzen, diese sollten zum einen konserviert, zum anderen ausreichend spezifisch sein. Die Verwendung von Multicopy-Genen erhöht dabei die Sensitivität. Grundsätzlich kann zwischen panfungalen und spezifischen Primern unterschieden werden. Die Wahl der Primer richtet sich nach der zu untersuchenden Fragestellung. Ein spezifisches Vorgehen erlaubt die von Einsele und seinen Mitarbeitern im Jahr 1997 entwickelte PCR-Technik, die im ersten Schritt auf der Detektion der ribosomalen Gensequenz basiert, welchem dann eine speziesspezifische Hybridisierung folgt. In den letzten Jahren fand insbesondere die ribosomale DNA besondere Aufmerksamkeit, so wurden verschiedene Sequenzen der 18S-, 28S- und der ITS-Region

(Internal transcribed spacer) verwendet, da diese sowohl konserviert sind als auch in vielen Kopien intrazellulär vorliegen.

Die Sensitivität und Spezifität der PCR-Diagnostik ist ganz wesentlich abhängig von der untersuchten Patientenpopulation und der Fragestellung. Grundsätzlich kann man feststellen, dass die Ergebnisse umso besser sind je höher das Infektionsrisiko ist. Daher erfolgen viele Untersuchungen zum Screening von Blutproben bei Patienten nach allogener Stammzelltransplantation oder bei akuter Leukämie. Eine unspezifische Pilz-PCR aus dem Blut ist bei Patienten ohne hohe Infektionswahrscheinlichkeit nicht sinnvoll. Ein anderes Einsatzfeld ist die Untersuchung von Lavage aus der Bronchoskopie, hier aber ist die Möglichkeit der klinisch nicht relevanten Kontamination aus dem oberen Respirationstrakt zu berücksichtigen. Deutlich aussagekräftiger sind daher Gewebeproben aus sterilen Materialien. Eine wiederholte Entnahme für Screeninguntersuchungen kann jedoch in der Regel nur für Blut erfolgen.

Beispielhaft wurden in einem prospektiven Screening zur frühzeitigen Diagnosestellung einer invasiven Mykose mittels PCR bei Patienten nach Hochdosischemotherapie und Stammzelltransplantation 1.193 Proben von 84 Patienten auf Pilz-DNA untersucht. Die Sensitivität lag bei 100 % bei einer Spezifität von 65 %. Keiner der PCR-negativen Patienten entwickelte eine invasive Mykose (Einsele et al., 2000). Das Spektrum der Ergebnisse in verschiedenen Studien ist breit (Mengoli, Cruciani et al., 2009) (siehe Tab. 36). Es konnte gezeigt werden, dass eine invasive Aspergillose mittels dieses diagnostischen Verfahrens bereits Tage vor den ersten klinischen Zei-

Tab. 36

Untersuchungen der PCR zur Diagnose der Aspergillose

Erstautor	Jahr	Anzahl Patienten	Sensitivität	Spezifität
Einsele	1997	86	100 %	98 %
Skladny	1999	93	100 %	89 %
Hebart	2000	84	100 %	65 %
Hebart	2000	92	100 %	73 %
Lass-Flörl	2001	121	75 %	96 %
Buchheidt	2004	165	64 %	64 %
Kawazu	2004	96	64 %	87 %
Donnelly	2006	203	92,3 %	94,6 %

chen und über eine Woche vor der klinischen Diagnose erkennbar werden kann. Dies macht die Wertigkeit als frühen Indikator einer Mykose deutlich. Doch ist diese Methodik dem Antigennachweis oder anderen diagnostischen Kriterien nicht grundsätzlich und in allen Fällen überlegen. Nach der jetzigen Datenlage kann sie nur als zusätzliches Verfahren helfen, die Diagnostik zu verbessern.

Ein wesentliches Problem für die Etablierung der PCR als diagnostischen Standard stellen die Unterschiede im Extraktions- und Amplifikationsverfahren sowie der eingesetzten Primer da.

Deshalb sind Methodik und Ergebnisse der einzelnen Arbeitsgruppen bisher nicht vergleichbar. Eine Standardisierung auf europäischer Ebene wurde eingeleitet.

Eine weitere molekularbiologische Methode stellt die Technik der Fluoreszenz-in-situ-Hybridisierung (FISH) dar. Bei Nachweis von Sprosspilzen in der Blutkultur kann der Einsatz der In-vitro-Hybridisierung mit fluoreszenzmarkierter peptidischer Nukleinsäure (PNA-Sonden) einen Zeitgewinn um einen Tag bringen. Die Durchführung ist relativ einfach und dauert ca. 2,5 Stunden. Werden z. B. in der Gramfärbung einer positiven Blutkultur Sprosspilze gesehen, können durch Anwendung bestimmter Gensonden verschiedene *Candida* spp. unterschieden werden.

Resistenztestung

Die Routinetestung der Isolate gegen die verschiedenen Antimykotika wird generell nicht empfohlen, da eine In-vitro-Empfindlichkeit nicht immer einen In-vivo-Erfolg bedeutet und umgekehrt. Allerdings zeigt die verminderte In-vitro-Empfindlichkeit von *Candida glabrata* gegenüber Fluconazol zunehmend klinische Bedeutung. Daher wird die Durchführung einer Empfindlichkeitstestung gegenüber Fluconazol bei *C. glabrata* angeraten. Auch bei Therapieversagen und bei Langzeitbehandlung muss mit einer Resistenz von Pilzen gerechnet werden.

Für die Bestimmung der MHK (minimalen Hemmkonzentration) existieren einige (standardisierte) Methoden zur Resistenztestung für Hefen und Schimmelpilzen:

1. die CLSI-Methode für Hefen (M27-A) und Konidien-bildende Hyphomyzeten (M38-A),
2. die EUCAST-Methode für Hefen (EDef 7.1) und Konidien-bildenden Schimmelpilzen,
3. die DIN-Methode für Hefen,
4. der Epsilon-Test (E-Test®),
5. der Disk-Diffusion-Test (M44-A) für Hefen und Voriconazol und Fluconazol sowie diverse andere kommerzielle Systeme.

Tab. 37

Breakpoints nach CLSI und EUCAST für _Candida_ spp.

Antimykotikum	Breakpoints (µg/ml)	
	EUCAST*	CLSI (E-Test)***
Amphotericin B	n.v.	n.v.
Fluconazol	R > 4	R > 64
Itraconazol	n.v.	R > 1
Voriconazol	> 0,125 (E cut-off)	R > 4
Posaconazol	n.v.	n.v.
Caspofungin**	n.v.	NS > 2
Anidulafungin**	n.v.	NS > 2
Micafungin**	n.v.	NS > 2

R = resistent; E cut-off = epidemiologischer cut-off; n.v. = derzeit nicht
verfügbar; NS = Isolate, welche als ‚non-susceptible', also als ‚nicht empfindlich' beschrieben worden; eindeutige Resistenzen sind bisher nicht
beschrieben worden.
*   EUCAST definierte speziesspezifische Breakpoints
**   ‚Tentative breakpoints'
*** Für E-Tests gelten die CLSI-Breakpoints.

Nach CLSI/E-Test® gelten _Candida_ spp. mit einem
MHK-Wert > 64 µg/ml gegenüber Fluconazol als resistent, für EUCAST ein MHK > 4 µg/ml. Der Plättchen-
test sieht folgende Breakpoints vor: Fluconazol (25 µg):
R > 14 mm, und Voriconazol (1 µg): R > 13 mm. Das
Labor wählt die Methode zur Resistenztestung und interpretiert die erhobenen MHK-Werte (siehe Tab. 37). Für
andere Pilze und Antimykotika fehlen die entsprechenden „klinischen Breakpoints".

Ein Problem in der Beurteilung einer Resistenztestung,
insbesondere bei Fluconazol und _Candida_ spp. ist der
‚Trailing Effekt'; dies bedeutet, dass ein Isolat nach 24 h
der Bebrütung als sensibel, nach 48 h als resistent beurteilt wird. Die klinische Bedeutung vom Trailing ist bis-

lang unklar, hat aber eher keinerlei Wertigkeit. Ein weiteres technisches Problem bei CLSI und EUCAST ist, dass insbesondere bei der Empfindlichkeitstestung von Aspergillen gegen Echinocandine der MHK nicht scharf ablesbar ist, da pilzliches Wachstum bis in höchste Antimykotikakonzentrationen zu finden ist. Es wird deshalb empfohlen, die minimale effektive Konzentration (MEK) zu messen, d. h. jene Konzentration, bei welcher mikro- und makroskopische Veränderungen am Pilz festgestellt werden. Ähnliche Phänomene findet man bei der Testung von Candinen gegenüber Aspergillen und E-Test. Dies erschwert eine klare Beurteilung vom MHK.

5.3 Histologische Diagnostik

Zum Nachweis von Mykosen aus autoptisch oder bioptisch gesichertem Material benötigt man entsprechende Spezialfärbungen wie z. B. die Perjodsäure-Schiff-Färbung oder die Versilberung mittels Grocott-Gomori-Färbung. Nur so kann die Morphologie der Pilzelemente (z. B. Vorhandensein von sprossenden Hefen, Hyphen, Hyphendicke, Septen, Verzweigungen) optimal beurteilt werden. Im histologischen Schnitt ist die Pilzgattung oftmals schwierig festzustellen; eine eindeutige Unterscheidung zwischen Aspergillen, Zygomyzeten und z. B. Fusarien gelingt nicht immer.

5.4 Klinisch-chemische Laborparameter

Bei disseminierten Pilzinfektionen und entsprechender entzündlicher Reaktion sind die klassischen Entzündungsparameter wie Leukozytose, CRP, Procalcitonin, Zytokinmuster etc. positiv. Eine sichere Abgrenzung zur Ätiologie durch andere Erreger lässt sich jedoch damit nicht erzielen.

5.5   Bildgebung

Die Bildgebung, vor allem die Röntgendiagnostik, kann helfen, Infektionen frühzeitig zu detektieren, ihre wesentliche Aufgabe besteht jedoch in deren Lokalisation. Der konventionelle Röntgen-Thorax ist sicherlich eine einfache, schnelle und preiswerte Untersuchung mit relativ geringer Strahlenexposition. Doch die diagnostische Wertigkeit der konventionellen Radiographie ist für die Fragestellung pulmonaler Aspergillosen unzureichend, daher sollte hierfür auf diese Technik verzichtet werden. So finden sich bei neutropenischen Patienten mit Fieber in weniger als zwei Prozent Lungeninfiltrate, bei zusätzlicher respiratorischer Symptomatik kann die Rate auf etwa zehn Prozent ansteigen. Mit der Computertomographie sind jedoch bei etwa 50 % pulmonale Herde nachzuweisen. Kann im Röntgen-Thorax kein Infiltrat nachgewiesen werden, ist eine sensitivere Diagnostik erforderlich, bei positivem Befund sollte diese ebenfalls zur besseren Zuordnung und als Ausgangsbefund für die Verlaufsmessung erfolgen. Eine vorangestellte Summationsaufnahme ist daher fast immer überflüssig. Die genaue Lokalisation in der Schichtaufnahme ist auch Voraussetzung für eine Bronchoskopie mit Lavage, welche zum mikrobiologischen Erregernachweis in den meisten Fällen empfohlen werden kann.

Da für eine erfolgreiche Therapie Infektionen möglichst frühzeitig erkannt werden müssen, ist neben einer hohen Sensitivität auch eine zeitnahe Diagnostik zu fordern. Die Untersuchung sollte zumindest bei persistierendem Fieber in Neutropenie umgehend, also innerhalb eines Tages, durchgeführt werden, bei entsprechender Symptomatik und bei Verdacht kann diese auch früher empfehlenswert sein. Um die ersten kleinen Infiltrate zu erfassen, ist eine hochauflösende Technik sinnvoll, hierzu dient die HR-CT (High-Resolution-Computertomographie). Mittels moderner Geräte, z. B. 64-Zeiler in Spiral-CT erfassende Anlagen, können auch Läsionen im Bereich unter 0,5 cm mit einer Sensitivität deutlich über 80 % erkannt werden. Da die Gabe von Kontrastmittel nicht erforderlich ist, muss keine Nüchternphase abgewartet werden. Die Magnetresonanztomographie (MRT) stellt eine diagnostische Alternative dar, doch steht diese nicht so häufig und schnell zur Verfügung. Auch wurden hierfür keine spezifischen Kriterien zur Diagnose einer Pilzpneumonie definiert. Da es sich bei Aspergillosen um angiotrope bzw. angioinvasive Infektionen handelt, stellt das Angio-MRT eine interessante Weiterentwicklung dar. Etabliert ist diese aufwendigere Untersuchung jedoch nicht, und ihr Einsatz wird sich bis auf Weiteres auf wissenschaftliche Fragestellungen und Studien beschränken.

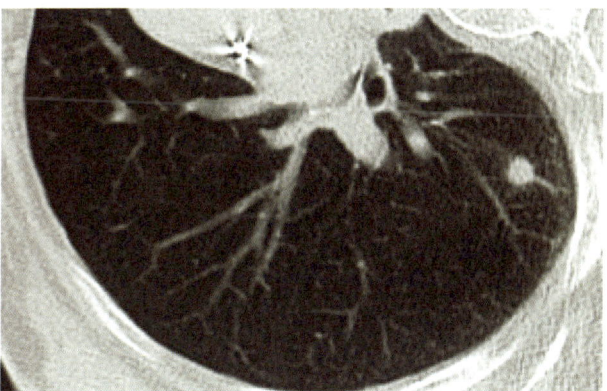

Abb. 13: Pleuranahes noduläres Infiltrat bei Aspergillose
(CT-Bilder mit freundlicher Überlassung Prof. D. Hahn, Direktor des Instituts für Röntgendiagnostik, Universitätsklinikum Würzburg).

139

Noduläre Veränderungen stellen das häufigste radiologische Bild einer pulmonalen Schimmelpilzinfektion im CT dar (Abb. 13). Hier kann ein einzelner oder eine Vielzahl von Herden in allen Lungensegmenten nachzuweisen sein. Die Läsionen sind häufiger peribronchiolär, auch peripher, und können ohne antimykotische Therapie rasch an Größe zunehmen. Es existieren keine Infiltrate oder radiologischen Veränderungen, welche pathognomonisch für eine Pilzinfektion sind. So können andere Erreger wie Nokardien oder Mykobakterien knotige Infiltrate hervorrufen, und differenzialdiagnostisch sind auch nicht infektiöse Genesen wie Neoplasien zu berücksichtigen. Bronchialkarzinome, pulmonale Lymphommanifestationen oder Metastasen von soliden Tumoren können zu Verwechselungen führen. Ein Pleuraerguss ist nur ein unspezifischer Hinweis für eine pleurale Mitbeteiligung.

Computertomographie (CT) bei Aspergillosen

Für die CT wurden einige typische Veränderungen mit höherer Spezifität für eine Aspergillose beschrieben. Diese sollen im Folgenden einzeln dargestellt werden.

⇨Noduläres Infiltrat mit Halo-Zeichen (Abb. 14)

Hierbei handelt es sich um hyperdense runde oder rundliche Herde umgeben von einer milchglasartigen Konsolidierung, welche mindestens drei Viertel der Zirkumferenz umfasst. Von diesem geforderten Randsaum sind anatomische Grenzen wie Segmentsepten, Bronchien oder Gefäße ausgenommen. Die Veränderungen entstehen durch kleine Hämorrhagien der angioinvasiven Schimmelpilze oder Ödeme und finden sich vor allem zu einem frühen Zeitpunkt der Infektion. In den meisten Fällen bildet sich der Halo in den ersten zwei Wochen unter Therapie zurück.

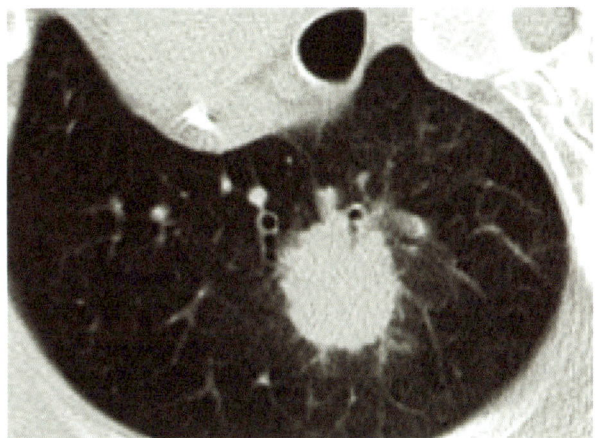

Abb. 14: Noduläres Infiltrat mit Halo-Zeichen

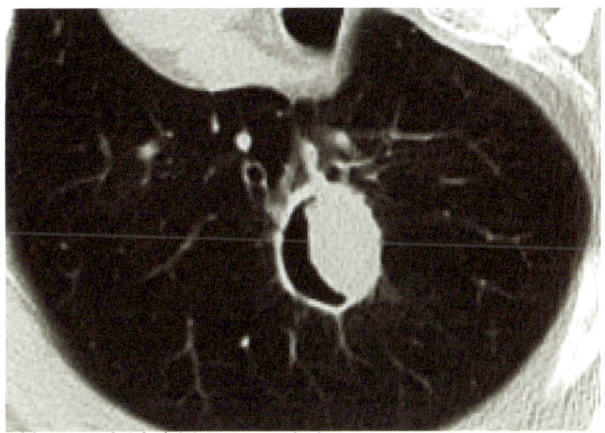

Abb. 15: Luftsichel (Air-crescent-sign)

⇨ Luftsichel (Air-crescent-sign) (Abb. 15)

Es handelt sich um einen Lufteinschluss am Rande einer umschriebenen, meist scharf begrenzten Läsion. Diese Spaltbildung kann, muss aber nicht bogenförmig sein und wie eine Sichel einen knotigen Herd begrenzen. Ursächlich ist eine Retraktion von nekrotischem Gewebe im Rahmen einer Narbenbildung. Meist tritt diese unter Therapie auf.

⇨Kavität (Abb. 16)

Diese Form entsteht aus der Luftsichel bei weiterem Zusammenziehen des entzündlichen und in narbigem Umbau befindlichen Gewebes. Ihre Gesamtgröße bleibt hierbei meist konstant oder nimmt nur noch leicht ab.

Die genannten radiologischen Zeichen unterscheiden sich nicht bei neutropenischen und nichtneutropenischen Patienten. Zu Beginn einer Infektion entstehen häufig unscharf begrenzte oder noduläre Infiltrate mit oder ohne Halo, welche im Verlauf an Größe zunehmen. Da die Herde aus Erreger und vor allem Entzündungsreaktion bestehen, können sie durch die Rekonstitution der Immunabwehr am Ende einer Neutropeniephase mit

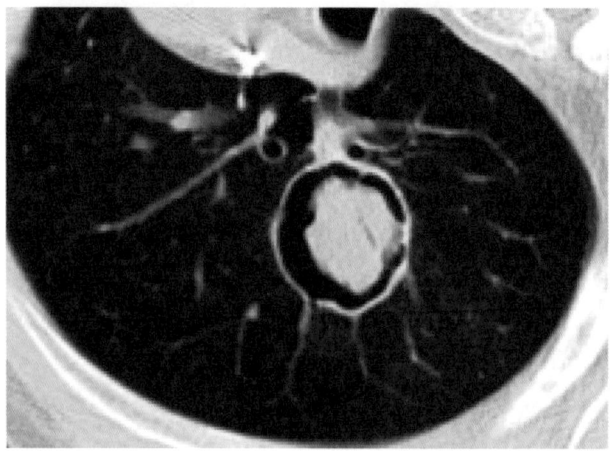

Abb. 16: Kavität

dem Anstieg der Granulozyten weiter progredient erscheinen. Unter Therapie sollte es dann langsam zum Schrumpfen und Verschwinden kommen, es können sich aber auch Luftsichel-Zeichen und Kavitäten bilden oder kleine, narbige Reste persistieren. Eine Verlaufskontrolle unter Therapie ist bei stabiler Klinik nach frühestens einer Woche sinnvoll, meist sollten besser zwei Wochen abgewartet werden.

Eine Differenzierung zwischen unterschiedlichen Schimmelpilzen ist anhand des radiologischen Bildes nicht möglich. Insbesondere die seltenen Erreger können nicht abgegrenzt werden, auch wenn bei Mukor-Pneumonien häufiger Bronchusabbrüche und eine Infiltration der Thoraxwand beschrieben sind.

Aspergillosen und ebenso Zygomykosen der Nasennebenhöhlen werden ebenfalls mit Hilfe der Computertomographie untersucht. Hier können Sekretspiegel und eine Schwellung der Mukosa mit Konsolidierung und eventuell Lufteinschlüssen zu sehen sein. Bei fortgeschrittenen Infektionen können ossäre Infiltrationen und Destruktion des angrenzenden Gewebes, einschließlich des Gaumens beobachtet werden.

Bei Verdacht auf Beteiligung des zentralen Nervensystems wird eine **Magnetresonanztomographie** empfohlen. Hier finden sich gehäuft Herde im Bereich der Basalganglien. Diese haben zentral eine intermediäre Signalintensität und werden umgeben von einem hyperintensen Rand.

Zur Untersuchung des Bauchraumes, insbesondere also zur Frage einer Leber- oder Milzbeteiligung bzw. einer hepatolienalen Candidose, können die Sonographie, die Computertomographie und das MRT Verwendung finden. Dabei ist der Ultraschall ohne Strahlenexposition oder Kontrastmittelgabe meist am schnellsten und einfachsten verfügbar und kann problemlos auch kurzfristig wiederholt werden, andererseits ist das Verfahren stark von der Erfahrung des Untersuchers abhängig und auch nicht bei allen Patienten gleich gut einsetzbar.

Bei einer pulmonalen Kryptokokkose kann das radiologische Bild vielfältig sein und verstreute kleine Herde, scharf abgrenzbare Infiltrate, Kavernenbildungen oder Bronchiektasen umfassen.

Hingegen zeigt sich bei der Pneumocystis-Pneumonie im Röntgen-Thorax häufig ein typisches schmetterlingsförmiges Infiltrat, mit perihilärer milchglasartiger Trübung und unscharfen Gefäßzeichen. Noch deutlicher kann sich dieses in der Computertomographie darstellen, mit beidseitiger zentral bihilärer und interstitieller Zeichnungsvermehrung unter Aussparung der pleuralen Randbereiche. Sind im Anfangsstadium die radiologischen Veränderungen trotz deutlicher Klinik noch gering ausgeprägt, so kann bei fortgeschrittener Erkrankung sich das Bild einer „weißen Lunge" präsentieren.

6 Therapie

6.1 Grundlagen der antimykotischen Therapie

Angriffsorte

Die Pilzzelle ist genetisch sehr nahe verwandt mit einer menschlichen Zelle, woraus folgt, dass es nur wenige unterschiedliche Strukturen gibt, die Ansatzpunkt für selektiv auf Pilzzellen wirksame Substanzen sind (Abb. 17, Tab. 38). Zum einen ist das Glukan in der Zellwand der Pilze und zum anderen Ergosterin in deren zytoplasmatischer Membran.

Auch die Allylamine und die Morpholine hemmen die Ergosterinproduktion; sie greifen jedoch jeweils an einer anderen Stelle, nämlich früher als die Azole, in der Syn-

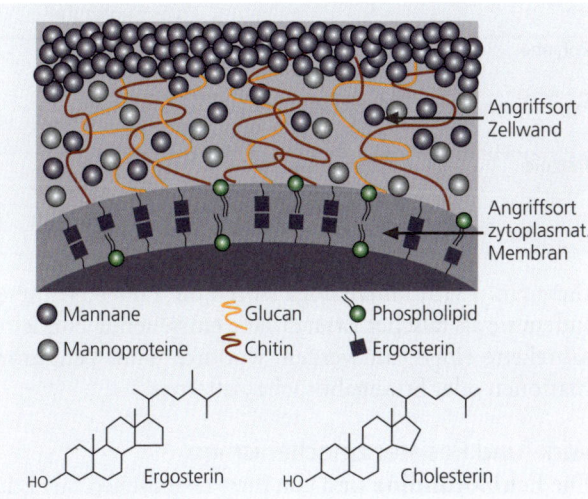

Abb. 17: Besondere Strukturen der Pilzzelle, die als Target für Antimykotika dienen können.

Tab. 38

Angriffsorte in einer Pilzzelle für einige Antimykotika

Wirkstoffgruppe	Wirksubstanz	Wirkort, Zielstruktur
Allylamine	Terbinafin	Zytoplasma, Ergosterinsynthese
Benzofuran	Griseofulvin	Zellkern, Spindelapparat
Echinocandine	Anidulafungin, Caspofungin, Micafungin	Zellmembran, Glucan der Zellwand
Hydroxypyridone	Ciclopiroxolamin	Zellwand, -membran, Mitochondrien, Fe^{+++}, Katalase, Peroxidase
Imidazole	Clotrimazol, Ketoconazol, Miconazol	Zytoplasma, Ergosterinsynthese
Morpholine	Amorolfin	Zytoplasma, Ergosterinsynthese
Polyene	Amphotericin B, Nystatin	Zellmembran, Ergosterin
Pyrimidinanalogon	Flucytosin (5-FC)	Zellkern, DNA-Synthese
Triazole	Fluconazol, Itraconazol, Posaconazol, Voriconazol	Zytoplasma, Ergosterinsynthese

these ein. Pyrimidinanaloga stören die DNA-Synthese, indem sie als falscher Ersatz in die entstehende Nukleinsäurekette eingebaut werden, wodurch dann Fehlinformationen oder Strangabbrüche auftreten.

Wirk- und Resistenzmechanismen

Die **Echinocandine** sind von ihrer chemischen Struktur nach semisynthetische Lipopeptide; derzeit stehen drei Vertreter davon in der Klinik zur Verfügung, nämlich

Anidulafungin, Caspofungin und Micafungin. Sie hemmen die Synthese von 1,3-β-D-Glucan, einem Glucosehomopolymer, welches einen wichtigen Bestandteil der Zellwand von Pilzen darstellt. Zumindest in der großen Gruppe von Ascomyzeten sind diese Glucane in großer Anzahl vorhanden. Indem die Echinocandine an das aktive Zentrum der Glucansynthase, dem Schlüsselenzym – in der zytoplasmatischen Membran gelegen – binden, blockieren sie seine Aktivität. Bei Candida-Arten führt dies rasch zum Zelltod. Bei *Aspergillus* spp. wird nur am apikalen Pol der wachsenden Hyphe und an Stellen der Verzweigungen eine Störung entstehen; die Vermehrung wird also gehemmt, aber die vorhandenen Pilzzellen werden nicht sofort abgetötet. Solche Pilze, die nur wenig 1,3-β-D-Glucan (dafür vielleicht mehr 1,6-β-D-Glucan) in ihre Zellwand einbauen, wie etwa die Basidiomyzeten, sind von vornherein weniger anfällig gegenüber dieser Medikamentengruppe und sind also a priori resistent. Mutationen im aktiven Zentrum der Glucansynthase führen zu einer verminderten Bindefähigkeit der Echinocandine; so ist z. B. bei Stämmen von *C. parapsilosis* eine Aminosäure ausgetauscht, was die Empfindlichkeit graduell vermindert. Für den klinischen Erfolg ist diese geringe Wirkungsverminderung wohl unbedeutend. Im Prinzip gibt es mehrere Stellen im Gen FKS1 der Glucansynthase, die eine Affinität zu den Echinocandinen beeinflussen. Solche Mutationen bei *Candida* spp. und bei *Aspergillus* spp., die zu einer Verminderung der Aktivität führen, sind in der Praxis sehr selten. Mutationen in anderen Genen können im Prinzip auch die Aktivität der Glucansynthase und damit die Empfindlichkeit der Pilze einschränken, sind aber wenig relevant. Effluxpumpen spielen nur eine untergeordnete Rolle als Resistenzmechanismen.

Die antimykotische Wirkung der **Polyene** (Amphotericin B, Nystatin) beruht hauptsächlich auf ihrer Fähigkeit, eine Bindung mit dem Ergosterin in der zytoplasmatischen Membran der Pilzzelle einzugehen; die Polyene haben eine etwa 1.000-fach höhere Affinität zu Ergosterin in der zytoplasmatischen Membran einer Pilzzelle als zu dem chemisch ähnlichen Cholesterin in der Membran von menschlichen Zellen, denn beide Lipidbausteine sind Steroide (siehe Abb. 17). Mehrere Moleküle müssen gleichzeitig am gleichen Landeplatz andocken, um zu aggregieren; dieser lipophile Komplex integriert sich in die Lipiddoppelschicht der Pilzzelle und bildet eine Pore, was unverzüglich zu einer Störung der Permeabilität dieser Membran führt, wodurch K^+-Ionen ausströmen. Polyene wirken also rasch fungizid. Das Problem dabei besteht darin, dass die Wirksubstanz zuerst das Hindernis der Zellwand überwinden muss. Dies gelingt nur, wenn eine hohe Konzentration von Wirksubstanz um eine Pilzzelle herum ist. In vitro ist dies einfach zu erreichen, aber in vivo ist die optimale Konzentration nicht zu erzielen, da selbst eine maximal tolerierbare Dosis keine optimale Gewebskonzentration ergibt.

Ein weiterer Mechanismus, der die fungizide Wirkung erklärt, ist die Autooxidation. Dabei entsteht im Zytoplasma der Pilze eine Kaskade von schädlichen Radikalen. Durch Katalase bzw. Superoxiddismutase kann diese Aktivität der Polyene neutralisiert werden.

Einzelne Pilze sind a priori unempfindlich, z. B. Pilze, die kein Ergosterin besitzen, wie *Pneumocystis jirovecii*. Bei anderen unempfindlichen Pilzen (siehe Abb. 18), wie z. B. *Aspergillus terreus*, steht eine plausible Erklärung noch aus. Sekundäre Resistenzen gegen Polyene sind

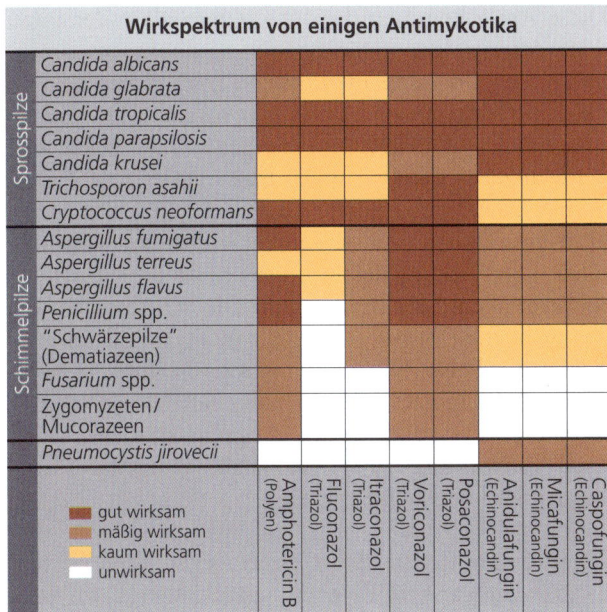

Abb. 18: Übersicht über die Empfindlichkeit einiger Pilze gegenüber den wichtigsten systemischen Antimykotika (mod. nach H. Hof, 2009)

dagegen – auch 40 Jahre nach der Einführung in die Therapie – eine Rarität.

Die große Gruppe der **Azole** besteht aus den alten Imidazolen, wie Clotrimazol, Ketoconazol und Miconazol, die heute nur noch bedingt tauglich sind, z. B. für den topischen Einsatz oder für Sonderindikationen, und den neuen Triazolen, wie z. B. Fluconazol, Itraconazol, Voriconazol und Posaconazol, die eine deutlich verbesserte Wirkung, z. T. ein größeres Wirkspektrum bzw. weniger Nebenwirkung aufweisen.

Diese Azole hemmen die 14α-Demethylase der Pilze, dem zentralen Enzym für die Bildung von Ergosterin aus Vorstufen, indem sie im aktiven Zentrum des Enzyms binden und damit die Aktivität blockieren. Die Folgen treten nicht sofort in Erscheinung, aber bald macht sich der Mangel an dem wichtigen Baustein der zytoplasmatischen Membran in einer Desorganisation der Membran bemerkbar, was zu einer Wachstumshemmung führt. Die Wirkung der Azole ist also zunächst fungistatisch vor allem bei *Candida* spp.. Die Membranstörung hat auch einen Verlust (leakage) von intrazellulären Produkten zur Folge. Die Anreicherung von toxischen Vorstufen des Ergosterins hat letztendlich eine fungizide Wirkung, was speziell bei *Aspergillus* spp. zumindest nach Einwirkung von Itraconazol, Voriconazol und Posaconazol beobachtet wird.

Eine primäre Resistenz von Pilzen gegen Azole besteht dann, wenn gar kein Ergosterin gebildet wird, wie etwa bei Pneumocystis. Einige Pilzarten (siehe Kap. 6.2) sind von vornherein resistent oder nur mäßig empfindlich. Zumindest kommt unter diesen Arten doch a priori ein hoher Anteil an Stämmen mit Resistenz vor, z. B. bei *C. krusei* und *C. glabrata.*

Sekundäre Resistenzen können im Prinzip auf drei Mechanismen beruhen (Tab. 39), die gelegentlich auch in Kombination bei einem Stamm einen resistenten Phänotyp bewirken können.

Eine regulatorische Steigerung der Produktion von 14α-Demethylase, dem Angriffsort von Azolen, führt zu einer Verminderung der Wirkung von Azolen. Dieser Resistenzmechanismus spielt praktisch kaum eine Rolle.

Tab. 39

Resistenzmechanismen

Mechanismus	Praktische Relevanz
Überproduktion von 14α-Demethylase	Gering
Mutationen im aktiven Zentrum der 14α-Demethylase	Bei Schimmelpilzen gering; bei Sprosspilzen unterschiedlich (z. B. bei *C. krusei* und vereinzelt bei *C. albicans*)
Effluxpumpen	Bei Schimmelpilzen gering; bedeutungsvoll bei *C. glabrata*, *C. krusei* und z. T. bei *C. albicans*

In dem Target gibt es im aktiven Zentrum mindestens zwölf Stellen, deren Mutation zu einer verminderten Affinität zu Azolen führt. Solche strukturellen Veränderungen haben auf die Wirkung verschiedener Azole unterschiedliche Konsequenzen. Daher ist eine Kreuzresistenz gegen alle Azole nicht zu erwarten. Einzelne Derivate sind trotz einer Mutation möglicherweise noch aktiv. Bei *Candida* spp. spielen solche Ereignisse eine praktische Rolle. So wurden Mutationen im Genom der 14α-Demethylase bei *C. albicans* unter einer Langzeittherapie mit Azolen beobachtet. Viele Stämme von *C. krusei* haben schon von vornherein solche Veränderungen und sind folglich mehr oder weniger stark resistent gegen einzelne Azolderivate. Bei klinischen Isolaten von *Aspergillus fumigatus* dagegen sind solche Mutationen nur ganz vereinzelt beschrieben.

Da die Zielstrukturen der Azole im Inneren der Pilzellen liegen, müssen die Antimykotika die Chance haben, dorthin zu gelangen. Im Genom von Pilzen existieren ca. 30 Gene für Effluxpumpen, die verschiedene Substrate, darunter auch Azole, exportieren. Praktisch sind jedoch nur zwei Arten von Effluxpumpen in der Medizin relevant:

1. ATP-abhängige P-Glycoproteine und zwar 2 Varianten: CDR1 und CDR2; diese Pumpen exportieren eine große Zahl von kleinen, hydrophoben Substraten, darunter auch Azole. Fluconazol wird sehr gut transportiert, während Voriconazol und Posaconazol deutlich weniger akzeptiert werden.

2. Sog. Major facilitator proteins, und hier die 2 Varianten MDR1 und MDR2, die praktisch nur Fluconazol, aber nicht Voriconazol und Posaconazol exportieren.

Eine komplette Kreuzresistenz aller Azole wird also auch durch Pumpen nicht erreicht.

Unter Stress, z. B. im Biofilm, wird die Expression der Effluxpumpen verstärkt, d. h. die Wirkung vieler Azole nimmt graduell ab. Bei den meisten Stämmen von *Candida glabrata* und *Candida krusei* sind solche Gene schon a priori hochaktiv.

Das **Pyrimidinanalogon** Flucytosin ist eigentlich ein Prodrug. Der Durchtritt durch die Membran einer Pilzzelle – in einer menschlichen Zelle ist der Durchtritt nicht möglich – wird durch eine pilzspezifische Zytosinpermease vermittelt. Im Zytoplasma der Pilzzelle wird die Substanz sofort deaminiert und somit in die aktive Form gebracht. Dieser Wirkstoff, das 5-Fluorocytosin (5-FC), wird als „falsche Base" in die RNA eingebaut. Bei oraler Gabe kann es im Darm bereits durch die normale Bakterienflora zu einer Deaminierung kommen; das 5-FC wird aber kaum resorbiert. Zusätzlich wird die Substanz auch noch in 5-Fluorodeoxyuridin (5-FU) konvertiert, was die DNA-Synthese in einer Pilzelle stört.

Eine Resistenz tritt auf, wenn die Zytosinpermease fehlt oder mutiert ist und wenn eine Überproduktion von Pyrimidin in der Pilzzelle möglich ist. Solche Veränderungen treten recht oft und schnell unter einer Therapie auf; folglich wird heute eigentlich nur noch eine Kombinationstherapie, z. B. mit Polyenen, empfohlen.

Allylamine – der wichtigste Vertreter davon ist Terbinafin – hemmen die Biosynthese von Ergosterin, aber nicht durch Inhibition der 14α-Demethylase, sondern der Squalenepoxidase, die schon an einer früheren Stelle im Syntheseweg aktiv ist.
Diese Produkte haben eine primär fungizide Wirkung auf Dermatophyten.

Die **Hydroxypyridone,** darunter das Ciclopiroxolamin, wirken auf mehrere Vorgänge in der Zellwand, in der zytoplasmatischen Membran und in den Mitochondrien.

Ein zentraler Faktor ist die Bindung von Fe^{+++}, einem wichtigen Co-Faktor für viele Enzyme in der Atmungskette, und eine Hemmung der Katalase. Diese fungiziden Mechanismen greifen auch bei ruhenden Pilzen und sogar in den Pilzsporen.

Benzofurane (Griseofulvin) haben einen komplexen Wirkmechanismus auf Dermatophyten. Eine zentrale Rolle spielt dabei die Störung der Kernteilung durch Hemmung des Spindelapparates. Schlussendlich wird die Invasionsfähigkeit der Pilzzelle gebremst.

Zum therapeutischen Erfolg trägt auch eine antiinflammatorische Wirkung bei.

Wirkspektrum

Polyene haben das breiteste Spektrum: Nur wenige Pilze sind dagegen unempfindlich bzw. mäßig empfindlich (siehe Abb. 18, S. 149).

Fluconazol wirkt praktisch nur gegen Sprosspilze (inklusive *Cryptococcus* spp.) und Dermatophyten, aber nicht gegen *Aspergillus* spp. Die neuen Triazole wie Itraconazol, Voriconazol und Posaconazol haben ihre Stärke bei Aspergillen; dagegen wirken sie auch fungizid. Sie wirken aber auch sehr gut gegen Sprosspilze inklusive Kryptokokken, sogar gegen Fluconazol-resistente Candida-Arten, wie *C. glabrata* und *C. krusei*, obwohl deutlich schlechter als gegen die anderen Candida-Arten (Tab. 40).

Tab. 40

Wirkspektrum der Azole (mod. nach Hof 2006)

Keimart	Fluconazol	Itraconazol	Voriconazol	Posaconazol
Candida albicans	+++	+++	+++	+++
Candida glabrata	++	++	+++	+++
Candida krusei	+	++	+++	+++
Aspergillus fumigatus	+	++	+++	+++
Aspergillus flavus	+	++	+++	+++
Aspergillus terreus	+	++	+++	+++
Fusarium spp.	-	-	++	++
Mucor spp.	-	-	+	++
Rhizopus spp.	-	-	+	++
Scedopsorium apiospermum	-	-	++	+
Scedosporium prolificans	-	-	++	+

Tab. 41

Wirkspektrum der Echinocandine (mod. nach Hof 2009a)

Keimart	Aktivität	Erfolg
Candida albicans	++++	fungizid
Candida glabrata	++++	fungizid
Candida tropicalis	++++	fungizid
Candida krusei	++++	fungizid
Candida parapsilosis	+++	fungizid
Cryptococcus neoformans*	+	
Trichosporon asahii*	+	
Pneumocystis jirovecii	++	nur gg. Zyste
Aspergillus fumigatus	+++	fungistatisch
Aspergillus niger	+++	fungistatisch
Aspergillus flavus	+++	fungistatisch
Dematiazeen („Schwärzepilze")	+	
Fusarium spp.*	+	
Zygomyzeten*	+	

Basidiomyzeten, Zygomyzeten und Fusarien enthalten nur geringe Mengen an Glucan in der Zellwand und sind deshalb intrinsisch resistent

Echinocandine haben ihre Stärke bei Sprosspilzen; alle Candida-Arten sprechen im Prinzip auf eine Therapie an, wobei eine fungizide Wirkung eintritt. Auch *Aspergillus* spp. sind empfindlich, jedoch erreichen die Echinocandine hier nur eine fungistatische Wirkung (Tab. 41).

Kombinationen

Kombinationen von Polyen mit 5-FC sowie von Azol mit 5-FC zeigen in vitro sowohl im Tierversuch als auch in der Klinik in bestimmten Situationen einen zumeist synergistischen Effekt; gerade bei Infektion mit Kryptokokken hat dies eine praktische Bedeutung.

In vitro kann ein Antagonismus festgestellt werden, wenn nach einer Vorbehandlung mit Azol ein Polyen zugegeben wird. Dies ist verständlich, da durch die Hemmung der Ergosterinsynthese durch Azole die Zielstruktur für die Polyene vermindert wird. In der Klinik spielt dieser Effekt aber wohl keine Rolle.

Bei einer Infektion mit *Scedosporium proliferans*, bei der nur wenige Antimykotika gut wirken, hat sich eine Kombination von Voriconazol mit Terbinafin bewährt (bei Infektion mit *Scedosporium apiospermum* ist der Nutzen von Terbinafin jedoch fraglich). Auch Echinocandine, z. B. Caspofungin und Anidulafungin, sind als Kombinationspartner für Voriconazol bzw. Posaconazol denkbar.

Resistenzentwicklung

Im krassen Gegensatz zu Bakterien, bei denen sich Resistenzen explosionsartig auch vertikal – also in benachbarte Bakterien – ausbreiten, werden Resistenzeigenschaften bei Pilzen nie vertikal, z. B. durch Plasmide oder Transposons, übertragen, d. h. eine Ausbreitung eines Resistenzmechanismus ist nicht zu befürchten. Im Gegenteil, da die Bereitstellung von solchen Eigenschaften viel Energie kostet, was für die Fitness eines Pilzes nachteilig ist, verlieren sich solche Resistenzeigenschaften wieder, wenn z. B. eine Azoltherapie sistiert, weil dann kein Selektionsvorteil mehr für die resistenten Stämme besteht; zumindest bei *Candida albicans* wurde dies beobachtet.

Es ist mehrfach berichtet worden, dass unter einer Langzeittherapie mit Fluconazol, vor allem wenn die Substanz unterdosiert wurde, eine Selektion von Azol-resistenten Stämmen von *C. albicans,* aber vor allem der a priori resistenten Arten *C. glabrata* und *C. krusei* erfolgt. Der Anteil solcher Azol-resistenten Stämme kann von Klinik zu Klinik – je nach Patientenklientel – stark variieren. Vor allem bei älteren Patienten findet man einen höheren Anteil. Neuerdings werden – aber ganz vereinzelt – selbst Vori- und Posaconazol-resistente Candida-Stämme gefunden.

Bei *Aspergillus fumigatus* sind Stämme, die gegen Vori- bzw. Posaconazol resistent sind, nur extrem selten.

6.2 Pharmakologie der Antimykotika

Die Pharmakologie der Antimykotika unterscheidet sich zwischen den Substanzklassen erheblich, aber auch innerhalb einer Gruppe, insbesondere bei den Azolen, gibt es relevante Differenzierungen. Hier kann durch einen sinnvollen Einsatz die Therapie optimiert werden und umgekehrt durch fehlende Berücksichtigung von Limitationen und Interaktionen eine prinzipiell effektive Therapie unwirksam werden.

Bei den **Polyenen** handelt es sich um durchgehend sehr große Moleküle mit einem Durchmesser von 35 bis 11.000 nm. Diese können nicht resorbiert werden, sondern müssen für eine systemische Wirkung intravenös appliziert werden. Saft mit diesem Wirkstoff hat nur topische Effekte. Um Nebenwirkungen von **Amphotericin B** zu reduzieren, wurde der Wirkstoff mit einer lipophilen Hülle versehen.

In den letzten Jahren wurden drei verschiedene Präparate entwickelt, bei denen das Amphotericin B mit Fettmolekülen kombiniert wird (entweder in Liposomen oder als fetthaltige Lösungen). **Liposomales Amphotericin B**, in Deutschland seit 1996 auf den Markt, integriert Amphotericin B in eine Lipidkugel und hat die meisten prospektiven klinischen Studiendaten vorzuweisen. **Amphotericin-B-Lipidkomplex** (ABLC), welches den Wirkstoff in einer kettenartigen Struktur mit Dimyristol-phosphatidylcholin und Dimyristoyl-phosphatidylglycerol einlagert, wurde in Deutschland erst 2008 zugelassen, hat aber international v. a. in den USA schon wesentlich länger und breit klinische Erfahrungen gesammelt und war auch in Österreich und der Schweiz schon früher erhältlich. Bei der Amphotericin-B-koloidalen Dispersion (ABCD) liegt das Polyen in einer äquimolaren Mischung mit Cholesterylsulphat in einer scheibenartigen Struktur vor. Dieses Medikament ist in einigen europäischen Ländern, inklusive Österreich, beziehbar, wurde aber in Deutschland bisher nicht zugelassen. Da die sehr große Struktur die Verteilung nicht verbessert, klinische Daten sehr spärlich sind und insbesondere die Nebenwirkungen im Vergleich zu den anderen Lipidformulierungen höher liegen, spielt dieses Produkt auch international nur eine sehr untergeordnete Rolle und wird im Folgenden nicht weiter berücksichtigt.

Der Wirkstoff Amphotericin B wird z. T. renal eliminiert, Halbwertszeit und Clearance sind jedoch sehr stark von der Formulierung abhängig (Tab. 42). Für die klinische Effektivität scheint weniger die AUC als der erzielte Maximalspiegel relevant zu sein. Ob eine Gabe als Dauerinfusion bei Reduktion der Nebenwirkungen unverändert wirksam ist, erscheint daher fraglich und sollte zunächst geprüft werden. Zu beachten sind die langen initialen (10 bis 27 Stunden) und insbesondere die ter-

Tab. 42

Pharmakokinetik der Polyene

	Konventionelles Amphotericin B	Liposomales Amphotericin B	Amphotericin-B-Lipidkomplex
Größe (nm)	35	80–120	1.600–11.000
Standard-dosis (mg/kg)	0,7–1	1–3	5
Clearance (ml/h/kg)	28	121	211
$C_{(max)}$ µg/ml	2,9	10	3,1
Halbwerts-zeit (h)	24	10	27

minalen Halbwertszeiten (1–15 Tage). Pharmakologisch erlauben diese auch intermittierende Infusionen, zum Beispiel an jedem zweiten Tag oder an drei Wochentagen und Pausierung am Wochenende. Für liposomales Amphotericin B wurde dies bereits in kleineren Serien publiziert.

Tab. 43

Gewebekonzentrationen von verschiedenen Amphotericin-B-Formulierungen
(mod. nach Wong-Beringer, Jacobs et al. 1998)

(mg/kg)	Konventionelles Amphotericin B	Liposomales Amphotericin B	Amphotericin-B-Lipidkomplex
Lunge	12,9	16,8	222
Leber	93,2	175,7	196
Gehirn	nicht getestet	0,6	1,6
Niere	18,9	22,8	6,9

Durch die unterschiedlichen Strukturen ändern sich auch das Verteilungsvolumen und die erzielten Gewebekonzentrationen. Dabei erfolgt der Transport in das Zielorgan bzw. den Entzündungsherd zum Teil aktiv durch Zellen des retikuloendothelialen Systems mit anschließender Freisetzung vor Ort. Grundsätzlich sind die intrathekalen Konzentrationen sehr niedrig, aber auch hier gibt es interessante Unterschiede (Tab. 43).

Flucytosin (5-FC) steht in Deutschland nur noch als Infusion zur Verfügung, und dies, obwohl die Tabletten eine gute Resorption (75–90 %) aufweisen. Bei einer sehr geringen Plasmaeiweißbindung verteilt sich der Wirkstoff gut im Körper und erzielt auch im Liquor ausreichende Konzentrationen. Bei einer Halbwertszeit von etwa drei bis sechs Stunden ist eine dreimal tägliche Gabe erforderlich. Der Wirkstoff wird ganz überwiegend unverändert renal eliminiert, daher kann sich bei Niereninsuffizienz die Halbwertszeit auf bis zu 250 Stunden steigern.

Fluconazol war der erste Wirkstoff aus der Gruppe der **Triazole** und Ausgangssubstanz für alle folgenden Azole. Bereits durch die Änderung einzelner Moleküle bei Voriconazol, insbesondere aber durch das Anhängen einer komplexen Seitenkette, wie wir sie bei den nahe verwandten Itraconazol und Posaconazol finden (Abb. 19), ergeben sich erhebliche Unterschiede für die Pharmakokinetik.

So ist nur das sehr kleine, symmetrisch aufgebaute Fluconazol wasserlöslich. Alle anderen Triazole benötigen einen Lösungsvermittler für die intravenöse Applikation. Bei Voriconazol und Itraconazol erfolgt dies mit zwei unterschiedlichen Varianten von Cyclodextrin. Für Posa-

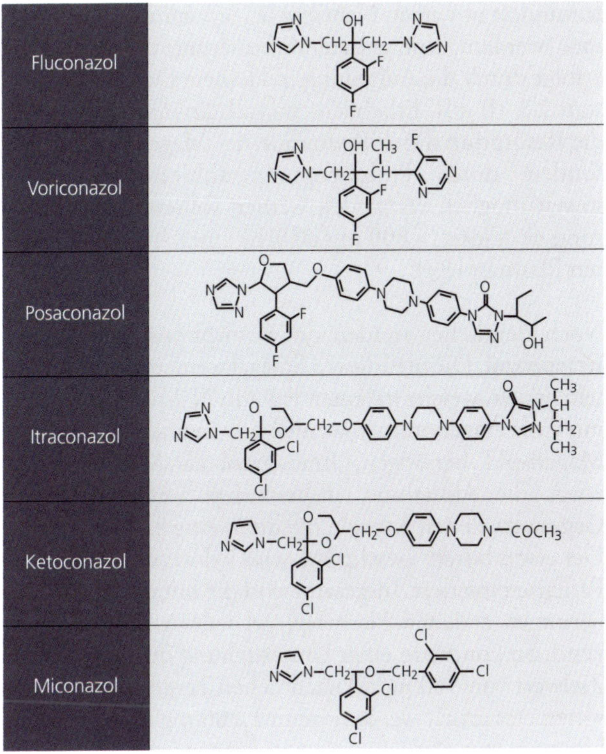

Fluconazol	
Voriconazol	
Posaconazol	
Itraconazol	
Ketoconazol	
Miconazol	

Abb. 19: Struktur der Triazole

conazol wurde eine solche Formulierung noch nicht etabliert, der Wirkstoff steht daher bisher nur als Saft zur Verfügung. Dieses ist insbesondere problematisch, da für die Resorption eine Aufnahme mit fetthaltiger Mahlzeit am günstigsten ist. Für manche Patienten mit Indikation für dieses Azol kann jedoch Schlucken und jede orale Nahrungsaufnahme durch eine schwere Mukositis oder Übelkeit und Erbrechen nach Chemotherapie stark eingeschränkt sein. Soweit möglich sollte Posaconazol dann zumindest mit etwas Nahrung (z. B. Joghurt) eingenommen werden. Eine andere Verbesserung der Aufnahme erfolgt durch die Aufteilung in kleinere Dosen (4 x 5 ml statt 2 x 10 ml). Erheblich eingeschränkt wird hingegen die Resorption durch Reduktion der Magensäure, insbesondere durch Protonenpumpeninhibitoren, welche soweit möglich vermieden werden sollten. Eine Steigerung der Dosis (> 800 mg täglich) erbrachte keine höheren Plasmaspiegel.

Noch deutlicher werden die Resorptionsprobleme bei Itraconazol. Die niedrigsten Spiegel werden hier mit Kapseln erzielt, welche in jedem Fall mit Nahrung, alternativ mit Cola eingenommen werden sollten und einen saurem Magen-pH benötigen. Itraconazol als Saft verbessert etwas die Aufnahme, insbesondere wenn dieser im Gegensatz zu den Kapseln nüchtern eingenommen wird. Der etwas bittere Geschmack wird jedoch nicht von allen Patienten toleriert. Insgesamt sind die mit diesen Formulierungen erzielten Plasmaspiegel jedoch stark schwankend. So konnte in einer Untersuchung der vorgesehene Zielwert von 500 µg/ml nach sieben Tagen bei allen Personen erst erzielt werden, wenn 1.200 mg in einer Kombination von Kapseln und Saft eingenommen wurden. Dieser Zielwert ist in 1–2 Tagen mit einer intravenösen Startphase zweifelsfrei besser zu erreichen. Aufgrund dieser eingeschränkten gastralen Resorption von Itraconazol und Posaconazol ist auch trotz der langen Halbwertszeit eine mehrfach tägliche Einnahme (2–4 x) für die oralen Formulierungen erforderlich. Voriconazol und Fluconazol zeigen hingegen eine gute Bioverfügbarkeit (Tab. 44).

Fluconazol und Voriconazol haben durch die gute Passage der kleinen Moleküle und der daraus resultierenden über-

Tab. 44

Pharmakokinetik der wichtigsten Azole

	Fluconazol	Voriconazol	Itraconazol	Posaconazol
Resorption	> 90 %	≤ 96 %	50– 90 %	8–48 %
Plasmaeiweiß-bindung	12 %	58 %	99,8 %	98–99 %
Halbwertszeit (h)	27	6	21–64	35
Metabolismus	CYP 3A4	CYP 2C19, CYP 2C9, CYP 3A4, CYP 2B6	CYP 3A4	UGT
Aktive Metaboliten	nein	nein	ja	nein
Elimination	renal	renal	Galle und Darm	Galle und Darm

*CYP - Cytochrom P450 der Leber, aufgelistet sind die relevanten Isoenzyme,
UGT - Uridin-diphosphat-Glucosyltransferase*

zeugenden Liquor- und Gewebekonzentrationen im Ge-
hirn einen hohen Stellenwert bei der Behandlung von
ZNS-Infektionen. Die komplexen Strukturen von Itraconazol und Posaconazol führen hingegen dazu, dass
diese Medikamente keine ausreichenden intrathekalen
Spiegel aufbauen.

Der Abbau von Posaconazol erfolgt durch eine Glucosy-
lierung mit Hilfe der Uridin-diphosphat-Glucosyltrans-
ferase (UGT). Ein oxidativer Abbau durch das Cyto-
chrom-P450-Enzymsystem der Leber spielt hier keine
Rolle. Dieses ist aber wesentlicher Bestandteil für den
Metabolismus aller anderen Azole. Eine Besonderheit
stellt hierbei Voriconazol dar, welches nur in geringem
Maße durch CYP 3A4, sondern vor allem durch eine
Reihe anderer Isoenzyme oxidiert wird. Eine genetische
Variation im CYP 2C19-Enzym führt bei einem kleinen
Teil der Bevölkerung zu einem deutlich verlangsamten

Abbau des Medikamentes und wesentlich höheren Plasmakonzentrationen.

Auch bei der Elimination unterscheiden sich Fluconazol und Voriconazol (renal) von den anderen beiden Vertretern der Triazole (fäkal).

Die drei bisher zugelassenen Vertreter der **Echinocandine** sind durchgehend große, komplexe Moleküle, welche nicht adäquat resorbiert werden, sondern stets infundiert werden müssen (Abb. 20).

Die pharmakokinetischen Unterschiede sind vergleichsweise gering (Tab. 45). So wartet Anidulafungin mit einer längeren Halbwertzeit auf, wird jedoch wie die anderen einmal täglich gegeben. Auch ist es das einzige Echinocandin, für welches bisher keinerlei hepatischer Metabo-

Tabelle 45

Phamakokinetik der Echinocandine

	Caspofungin	Anidulafungin	Micafungin
C_{max}	10 μg/ml	7–8 μg/ml	16 μg/ml
Protein-bindung	97 %	> (84–)99 %	> 99 %
Halbwerts-zeit (h)	9–11	24(–40)	10–17
Wasserlöslich	+	–	+
Metabolismus	Spontane Ring-öffnung + hepatisch nichtoxidativ	Spontane Ring-öffnung	Hepatisch nicht-oxidativ + oxidativ
Ausscheidung	Urin > Stuhl	Urin >> Stuhl	Urin > Stuhl

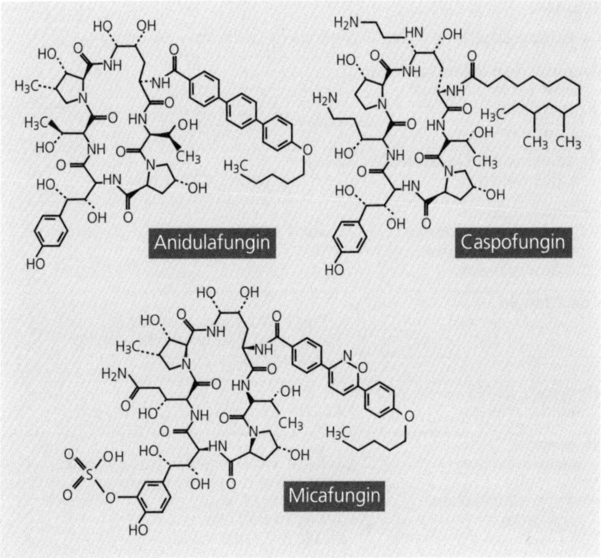

Abb. 20: Molekülstruktur der Echinocandine

lismus nachgewiesen wurde, doch spielt dies auch bei den anderen beiden Substanzen nur eine untergeordnete Rolle. Alle Echinocandine haben eine hohe Eiweißbindung. Nur Caspofungin wird überwiegend renal ausgeschieden. Eine Dosisanpassung bei Niereninsuffizienz ist jedoch bei keiner Substanz erforderlich.

Dosierung

Für die wichtigsten systemisch wirksamen Antimykotika wird im Folgenden die zugelassene bzw. gebräuchlichste Dosierung für die häufigsten Indikationen aufgeführt (Tab. 46). Die Dosierungen für Kinder und Neugeborene sind im Kapitel 4.6 erwähnt. Auch kann hier nicht auf jede Möglichkeit und erforderliche Dosisanpassung hin-

Tab. 46

Dosierungstabelle (d = Tag, KG = Körpergewicht, kg = Kilogramm)

Amphotericin-B-Desoxycholat

Fieber bei Neutropenie	1 x 0,6 – 1 mg/kg/d i.v.,
Aspergillose	1 x 1 – 1,5 mg/kg/d, i.v.
Candidämie	1 x 0,7 – 1 mg/kg/d i.v.

Amphotericin B-Lipidkomplex (ABLC)

Standardtherapie	1 x 5 mg/kg/d (1 x 2,5 mg/kg) i.v.

Anidulafungin

Candidose, Candidämie	1. Tag: 1 x 200 mg i.v.,
Erwachsene nicht neutro-penische Patienten	ab Tag 2: 1 x 100 mg/d i.v.

Caspofungin

(alle Indikationen)	1. Tag: 1 x 70 mg/d i.v. ab Tag 2:
	1 x 50 mg/d, Körpergewicht > 80 kg
	→ Erhaltungsdosis 70 mg/d

Flucytosin (5-FC)

Standardtherapie	4 x 20 – 25 mg/kg/d i.v., max. 8 g/d

Fluconazol

Standardtherapie	1. Tag: 1 x 400 mg/d i.v., p.o., ab Tag 2:
	1 x 200 mg/d, max. 800 mg/d
schwere Infektionen	2 x 400 mg/d i.v.
C. glabrata	1. Tag: 1 x 800 mg/d i.v., p.o.,
	ab Tag 2: 2 x 400 mg/d

Itraconazol

Systemmykosen	1.-2. Tag: 2 x 200 mg/d i.v. , ab Tag 3: 1 x 200 mg
	1.-7. Tag: 3 x 200 mg/d p.o., ab Tag 8: 2 x 200 mg
orale/ösophageale Candidose	1.-7. Tag: 2 x 100 mg/d p.o. oder 1 x 200 mg/d
Prophylaxe	2 x 2,5 mg/kg/d p.o.

Liposomales Amphotericin B (L-Amb)

Aspergillose	1 x 3 mg/kg/d i.v.
Zygomykose	≥ 1 x 5 mg/kg/d i.v.
systemische Infektionen	1 x 3–5 mg/kg/d i.v.
empirisch bei Neutropenie	1 x 3 mg/kg/d i.v.
	bei stabilen Pat. Reduktion auf
	1 x 1 mg/kg/d möglich

Micafungin

Candidämie/Candidose	1 x 100 mg/d i.v. (KG ≤ 40 kg: 2 mg/kg/d)
Candidosösophagitis	1 x 150 mg/d i.v. (KG ≤ 40 kg: 3 mg/kg/d)
Prophylaxe	1 x 50 mg/d i.v. (KG ≤ 40 kg: 1 mg/kg/d)

Posaconazol

Therapie	2 x 400 mg/d p.o. (zu den Mahlzeiten)
	4 x 200 mg/d p.o. (bei Nahrungskarenz)
Prophylaxe	3 x 200 mg/d p.o.

Voriconazol

	1. Tag: 2 x 6 mg/kg/d i.v.,
	ab Tag 2: 2 x 4 mg/kg/d
	1. Tag: 2 x 400 mg/d p.o.,
	ab Tag 2: 2 x 200 mg (nüchtern)

gewiesen werden, daher ist die endgültige Dosis der Fachinformation zu entnehmen.

Für viele Antimykotika ist eine Dosierung nach dem Körpergewicht erforderlich. Bei den Echinocandinen sollte z. B. bei Caspofungin mit einer Initialdosis von 70 mg am ersten Tag eingeleitet und danach mit 50 mg/Tag fortgesetzt werden. Für Patienten mit einem Körpergewicht über 80 kg wird nach einer Initialdosis von 70 mg eine Dosis von 70 mg Caspofungin pro Tag empfohlen, Micafungin sollte bei weniger als 40 kg angepasst werden. Hingegen ist für die orale Formulierung von Voriconazol nur eine Standarddosis vorgesehen. Diese führt im Vergleich zur intravenösen Gabe ab einem Körpergewicht von 70 kg zunehmend zu einer relativen Unterdosierung. Daher wird in den amerikanischen Leitlinien auch eine Anpassung der oralen Wirkstoffmenge empfohlen. Dieses erfolgt jedoch ohne klinische Studien und außerhalb der Zulassung.

Limitationen und Verträglichkeit

Für die beiden häufigsten Organdysfunktionen sind Dosisanpassungen und Kontraindikationen in Tabelle 47 aufgelistet. Insgesamt überzeugen in allererster Linie die Echinocandine durch eine sehr gute Verträglichkeit. So sind die Einschränkungen bei fortgeschrittener Leberinsuffizienz (Child-Pugh-Stadium C) für Caspofungin und Micafungin wohl vor allem auf unzureichende Daten bei diesen Patienten zurückzuführen. Hingegen zeigen die Azole durchgehend eine Hepatotoxizität. Häufigkeit und Ausmaß der Transaminasenerhöhung sind hier abhängig vom Wirkstoff, der Dosis und Anwendungsdauer. Einzig für das hydrophile Fluconazol ist auch eine Dosisanpassung bei Niereninsuffizienz

Tab. 47

Dosisanpassungen für wichtige systemische Antimykotika nach Fachinformation bei Leberinsuffizienz (LI) und Niereninsuffizienz (NI).

	LI	NI	Anmerkung
Polyene			
Amphotericin B Desoxycholat	Bei schwerer LI kontraindiziert	Dosisreduktion/ Absetzen bei Kreatinin > 3 mg/dl, bei schwerer NI kontraindiziert	Aufgrund der Nephrotoxizität sollte das Medikament bei NI nur mit Vorsicht eingesetzt werden, enge Überwachung ist erforderlich.
Liposomales Amphotericin B	Keine Angabe	Keine Anpassung für Dosierungen bis 5 mg/kg empfohlen	
Amphotericin B Lipidkomplex	Keine Angabe	Individuelle Dosisanpassung; schwere NI: keine Daten	
Pyrimidinderivat			
Flucytosin	Keine Dosisanpassung	Dosisanpassung nach Schema	
Azole			
Fluconazol	Engere Überwachung	Dosisanpassung nach Schema	
Itraconazol	keine Dosisanpassung	p.o.: keine Anpassung i.v.: ab Kreatinin-Clearance < 50 ml/min kontraindiziert	Wenig Daten für LI und NI
Voriconazol	Leichte und mittlere LI: Halbierung der Erhaltungsdosis (ab Tag 2)	Oral: keine Dosisanpassung; i.v.: ab Kreatinin-Clearance < 50 ml/min Risikoabwägung	Keine Daten für schwere LI, Voriconazol kann zu zu einer Transaminasenerhöhung führen
Posaconazol	Keine Empfehlung	Keine Dosisanpassung	Kaum Daten für LI
Echinocandine			
Caspofungin	Leichte LI: keine Anpassung mittlere LI: Reduktion auf 35 mg/d	Keine Dosisanpassung	Keine Daten für schwere LI
Anidulafungin	Keine Dosisanpassung	Keine Dosisanpassung	Kaum Daten für schwere LI
Micafungin	Leichte/mittlere LI: keine Dosisanpassung	Keine Dosisanpassung	Keine Daten für schwere LI

erforderlich. Für Itraconazol und Voriconazol erklären sich die aufgeführten Limitierungen für die Infusionslösung bei renaler Insufffizienz hingegen durch eine mögliche Akkumulation des Lösungsvermittlers Cyclodextrin. Eine klinische Relevanz ist hier nicht belegt, doch kann das Problem durch Umsetzen auf eine orale Applikation umgangen werden.

Wesentlich schwerwiegender ist die Niereninsuffizienz bei der Gabe von Polyenen. Hier weist insbesondere das konventionelle Amphotericin B eine erhebliche Nephrotoxizität auf und sollte bei eingeschränkter Nierenfunktion möglichst vermieden oder mit großer Vorsicht eingesetzt werden. Zur Reduktion der renalen Schädigung wird eine Salzbeladung empfohlen (z. B. Infusion mit 170 mval NaCl, entspricht 100 ml 10 %iger NaCl-Lösung oder 1.000 ml 0,9 % NaCl nach Amphotericin-B-Applikation).

Die Amphotericin-B-Infusion selbst ist sehr natriumarm. Da gleich effektive, aber deutlich besser verträgliche Alternativen zur Verfügung stehen, wird die Gabe von Amphotericin-B-Desoxycholat von einigen Fachgruppen inzwischen nicht mehr empfohlen oder ausdrücklich abgelehnt. Das Risiko der renalen Schädigung und der Elektrolytverschiebung ist bei Lipidformulierung von Amphotericin B deutlich geringer, jedoch ebenfalls vorhanden, daher sollte auch hier eine engmaschige Kontrolle der Nierenretentionswerte und der Elektrolyte und gegebenenfalls frühzeitig eine Dosisanpassung und eine Verlängerung der Infusionsdauer oder des Intervalls erfolgen. Vor allem die gleichzeitige Gabe von anderen potenziell nephrotoxischen Substanzen sollte vermieden werden.

Ein weiteres Problem der Polyene stellen Infusionsreaktionen dar, auch diese sind bei den Formulierungen unterschiedlich, können jedoch für alle schwerwiegend sein und zum Abbruch führen. Diese Unverträglichkeitsreaktionen bereits im therapeutischen Dosierungsbereich können sich mit Schüttelfrost, Fieber, Übelkeit, Erbrechen, Kopfschmerzen, Myalgien, Arthralgien und Hypotonie manifestieren. Insbesondere für Amphotericin B wird daher die Gabe einer Testdosis von 0,1 mg/kg (in Glucoselösung über 5 Minuten) vor Therapiebeginn empfohlen. Zur Abschwächung der infusionsbedingten Nebenwirkungen ist die Gabe von Promethazin, Pethidin oder eventuell auch kurzfristig Steroiden möglich.

Eine Besonderheit von Voriconazol sind Sehstörungen (Farbveränderungen, verschwommenes Sehen), welche besonders am Anfang der Medikation auftreten und meist bereits ohne Therapieänderung sistieren. In Einzelfällen kann es auch zu zentralnervösen Symptomen bis zu Halluzinationen kommen. Diese Nebenwirkungen sind abhängig vom Plasmaspiegel.

Interaktionen

Invasive Pilzinfektionen treten meist nicht alleine auf, sondern sind häufig Komplikationen auf Intensivstationen oder bei anderweitig schwerkranken Patienten. Diese erhalten oft eine Vielzahl von Medikamenten gleichzeitig. Wechselwirkungen können hier die Wirkung jedes beteiligten Medikamentes beeinträchtigen und Nebenwirkungen verstärken. Nicht nur Arzneimittel haben das Potenzial, eine antimykotische Therapie zu stören. So können Kräuter (Johanniskraut) oder auch Nahrungsmittel (z. B. Grapefruit) den Abbau von Azolen beschleunigen.

Viele Medikamente werden über das Cytochrom-P450-System der Leber verstoffwechselt. Hierbei können die Substanzen nicht nur Substrat sein, sondern zugleich die Enzyme induzieren und damit eine Beschleunigung des eigenen Abbaus wie auch von anderen Substanzen verursachen oder diesen durch Inhibierung verlangsamen.

Die meisten Interaktionen sind hier bei den Azolen zu berücksichtigen. Mit Ausnahme von Posaconazol werden sie in der Leber oxidiert. Überwiegend verursachen die Azole und hier auch Posaconazol eine Inhibierung von Cytochrom P450. Die Konzentrationen von anderen Medikamenten können also deutlich steigen. Das wichtigste Isoenzym CYP 3A4 ist für den Stoffwechsel von Fluconazol und Itraconazol entscheidend. Bei Voriconazol spielt es nur eine untergeordnete Rolle, da hier mehrere Enzyme, insbesondere CYP 2C9 und CYP 2C19, beteiligt sind (Tab. 48). Induzierende Medikamente, die typischsten Vertreter sind hier Rifampicin und Phenytoin, aber es gibt eine Vielzahl anderer, können den Abbau von Fluconazol, Itraconazol und Voriconazol massiv beschleunigen und hierdurch eine erfol-

Tab. 48

Interaktionspotenzial von Azolen über Cytochrom P450 (modifiziert nach Lipp 2008)

CYP-Isozyme	Fluconazol	Voriconazol	Itraconazol	Posaconazol
		Inhibitor		
2C19	+	+	−	−
2C9	++	++	+	−
3A4	++	++	+++	+++
		Substrate		
2C19	−	+++	−	−
2C9	−	+	−	−

greiche Therapie gefährden. Wenn auch Posaconazol kein Substrat der Cytochrome ist, so können doch Wechselwirkungen an der Uridin-diphosphat-Glucosyltransferase entstehen. So beschleunigt hier Rifabutin als Induktor die Elimination von Posaconazol.

Eine weitere wichtige Möglichkeit von Wechselwirkungen betrifft die Störung der Resorption, wie sie insbesondere bei Hemmung der Magensäure durch Protonenpumpeninhibitoren auftreten kann. Wie bereits beschrieben wird hierdurch die Bioverfügbarkeit von Itraconazol (Kapseln) und Posaconazol wesentlich beeinträchtigt.

Das Interaktionspotenzial bei anderen Antimykotika ist deutlich niedriger. Für Anidulafungin ist keine, für Caspofungin und Micafungin nur eine untergeordnete hepatische Oxidierung beschrieben. So wurde für Caspofungin aus den ersten pharmakologischen Untersuchungen eine Wechselwirkung mit Cyclosporin berichtet; bei nachfolgenden prospektiven Beobachtungen zeigte sich hier jedoch keine klinische Relevanz.

Wesentliche Interaktionen können der jeweiligen Fachinformation entnommen werden, doch finden sich laufend neue Wechselwirkungen. Diese sind nicht nur zu Beginn einer Therapie, sondern bei jeder Änderung der Begleitmedikation zu berücksichtigen.

6.3 Spiegelbestimmungen (Therapeutisches Drug Monitoring)

Konzentrationen im Plasma und Zielgewebe eines Medikaments können durch eine Vielzahl von Faktoren beeinträchtigt werden. Neben den beschriebenen Arzneimittelwechselwirkungen und der Resorption, spielen

genetische Polymorphismen, Compliance, Nahrungsmittel, Störungen der Organfunktion wie eine Leberinsuffizienz und viele andere Faktoren eine Rolle. Bei
Medikamenten mit geringer therapeutischer Breite oder
interindividuell stark schwankenden Spiegeln kann die
Bestimmung der Plasmakonzentration eine Hilfe und
Verbesserung darstellen. Diese findet auch in der Mykologie, v. a. für die Azole, zunehmend Beachtung.

Für Polyene, Echinocandine und aufgrund der therapeutischen Breite auch für Fluconazol ist eine solches Drug
Monitoring in der Regel nicht erforderlich. Bei Flucytosin
wird dies jedoch seit langem empfohlen und ist insbesondere bei Niereninsuffizienz wichtig. Im Fließgleichgewicht
(steady state) sollten Plasmaspiegel nicht unter 10 µg/ml
und nicht über 80 µg/ml liegen, die gewünschten Wirkspiegel befinden sich im Bereich von 40–60 µg/ml.

Aufgrund der eingeschränkten Bioverfügbarkeit ist bei
oraler Gabe von Itraconazol immer eine Spiegelbestim-
mung anzuraten. Bei Voriconazol kann diese nicht nur
zur Therapieüberwachung dienen, sondern ist insbesondere bei Verdacht auf unerwünschte Nebenwirkungen
hilfreich, da diese zum Teil dosisabhängig sind und insbesondere bei Konzentrationen über 6 µg/ml zunehmen.
Für Posaconazol sollte die Plasmaspiegelbestimmung
insbesondere bei Durchfällen berücksichtigt werden.
Der Verdacht auf eine Durchbruchinfektion wäre eine
weitere Indikation.

In einer europäischen Leitlinie (ECIL-3) wird die Spiegel-
bestimmung bereits ausdrücklich zur Therapieüberwachung nicht nur bei Itraconazol, sondern auch bei Voriconazol und Posaconazol empfohlen (Marchetti et al., 2009).

6.4 Derzeitige Zulassungen der wichtigsten systemisch wirksamen Antimykotika (Tab. 49)

Die Zulassung der Antimykotika richtet sich nicht alleine nach dem klinischen Nachweis der Wirksamkeit, den Nebenwirkungen und den möglichen Risiken eines Wirkstoffes. Einen ganz wesentlichen Einfluss hat auch der Zeitpunkt der Zulassung und die dabei zur Verfügung stehenden medikamentösen Alternativen. So ist nicht zu erwarten, dass das älteste systemische Antimykotikum heute noch von den zuständigen Behörden, der EMEA und BFARM, akzeptiert werden würde.

Als Amphotericin-B-Desoxycholat in den 60er-Jahren zugelassen wurde, existierten keine wirksamen Alternativen zur medikamentösen Behandlung von systemischen schweren Mykosen. So waren zu diesem Zeitpunkt keine vergleichenden Studien erforderlich. Auch wenn inzwischen deutlich besser verträgliche Lipidformulierungen entwickelt und diese zusätzlich erfolgreich geprüft werden konnten, änderte dies nichts an der sehr breiten und uneingeschränkten Zulassung des ersten Medikamentes gegen Aspergillosen und alle anderen systemischen Mykosen. Auch Einschränkungen für Altersgruppen, also insbesondere für Kinder und Neugeborene, wie diese bei den neuen Medikamenten selbstverständlich sind, existieren trotz fehlender Daten nicht.

Für Itraconazol unterscheidet sich die Zulassung der einzelnen Formulierungen bei gleichem Wirkstoff erheblich. Danach hat die Infusion, trotz der wesentlich besseren Pharmakokinetik, die geringste Indikation. Die älteren Itraconazol-Kapseln können hingegen breit eingesetzt werden, obwohl gerade hier das Erzielen ausreichender Plasma- und Gewebespiegel fraglich ist. Generell gilt, je jünger das Medikament, desto differenzierter (und komplizierter) die Zulassung.

So sollte die Indikation der Antimykotika, dort wo es durch ausreichend Alternativen möglich ist, berücksichtigt werden. Die Wahl des Medikamentes muss sich jedoch in erster Linie nach seiner klinischen Effektivität richten und zweitens das individuelle Potenzial von Nebenwirkungen und Interaktionen für den einzelnen Patienten berücksichtigen.

Die **Salvage-Therapie** (syn. Zweitlinientherapie) ist unterschiedlich formuliert. Am gebräuchlichsten bezeichnet dies ein fehlendes Ansprechen auf Therapien mit oder eine Unverträglichkeit von älteren Antimykotika, zum Beispiel von Amphotericin B, Lipidformulierungen von Amphotericin B und/ oder Itraconazol. Ein Nichtansprechen ist hier definiert als ein Fortschreiten der Infektion oder wenn nach vorangegangener mindestens siebentägiger antimykotischer Therapie in adäquater Dosierung keine Besserung eintritt. Dieser Zeitraum ist jedoch unter Berücksichtigung der meisten klinischen Verläufe sehr kurz gewählt. Problematisch ist weiterhin, dass ein Therapieversagen oder eine Unverträglichkeit von Medikamenten gefordert wird, welche in den aktuellen Leitlinien nicht mehr empfohlen werden. In keiner Untersuchung zu den hier zugelassenen Salvage-Therapien der Aspergillose ging dem Salvage-Medikament in der Mehrheit der Patienten eine aktuell empfohlene Erstlinientherapie voran.

Tab. 49

Es werden verkürzt die aktuellen Zulassungen in Deutschland für die wichtigsten Antimykotika mit systemischer Wirkung nach dem Stand 12/2009 wiedergegeben, für den genauen Wortlaut und Details ist die jeweilige Fachinformation (FI) zu berücksichtigen

Wirkstoff (Handelsname)	Erstzulassung in D (Stand der FI)	Altersgruppen	Zulassung	Anmerkungen
Amphotericin B Desoxycholat (Amphotericin B®)	1960 (FI = 3/2009)	Keine Beschränkung	schwere Organmykosen und generalisierte Mykosen	
Liposomales Amphotericin B (AmBisome®)	5/1996 (FI = 4/2009)	Keine Beschränkung	Schwere systemische oder invasive Mykosen; empirische Behandlung von vermuteten Pilzinfektionen bei neutropenischen Patienten mit Fieber. Sekundärtherapie der viszeralen Leishmaniose	
Amphotericin-B-Lipidkomplex (Abelcet®)	9/2005 (FI = 8/2008)	Keine Beschränkung	Invasive Mykosen, durch Candida- oder Aspergillus- Spezies, nach oder bei Kontraindikation von konventionellem Amphotericin B	Wie die anderen Formulierungen ist es auch bei Zygomyzeten u. a. Pilzen wirksam
Anidulafungin (Ecalta®)	9/2008 (FI = 7/2009)	Erwachsene	Invasive Candidose bei nicht neutropenischen Patienten	
Micafungin (Mycamine®)	4/2008 (FI = 10/2008)	Erwachsene ≥ 16 Jahre	Invasive Candidose, ösophageale Candidose, Prophylaxe von Candida-Infektionen bei allogener Stammzelltransplantation, oder bei Neutropenie ≥ 10 Tage	Wegen möglichem Risiko zur Lebertumorbildung (Daten aus dem Rattenmodell) wird die Anwendung von Mycamine nur empfohlen, wenn andere Antimykotika nicht geeignet sind.
		Kinder (inkl. Neugeborene), Jugendliche <16 Jahre	Invasive Candidose, Prophylaxe von Candida-Infektionen bei allogener hämatopoetischen Stammzelltransplantation und bei Neutropenie ≥ 10 Tage	

Substanz	Zulassung	Beschränkung	Indikationen	Bemerkungen
(Cancidas®)	(FI = 7/2009)	Beschränkung	Aspergillose als Salvage-Therapie empirische Therapie bei Fieber und Neutropenie	
Fluconazol (diverse)	5/1990 (FI = 6/2009)	Keine Beschränkung	Systemcandidosen, Candidämie, Candidurie, Candidosen oberflächlicher Schleimhäute, Kryptokokken-Meningitis und Prophylaxe der Kryptokokken-Meningitis bei AIDS-Patienten, zeitlich begrenzte Prophylaxe von Candidosen bei maligner Erkrankung oder Abwehrschwäche	Hier gibt es kleinere Unterschiede für die einzelnen Formulierungen und Dosierungen.
Itraconazol (Sempera®)		Keine Beschränkung	Kryptokokken-Meningitis als Salvage-Therapie, alle systemischen Mykosen einschließlich seltener und tropischer Mykosen, Dermatomykosen, Pityriasis versicolor, Onychomykosen, mykotische Keratitis	Es bestehen erhebliche Unterschiede zwischen den Formulierungen, wiedergegeben ist hier nur die breiteste Zulassung für Sempera Kapseln®.
Voriconazol (Vfend®)	3/2002 (FI = 9/2009)	Keine Beschränkung	Invasive Aspergillose, Candidämie bei nicht neutropenischen Patienten, Fluconazol-resistente, schwere invasive Candida-Infektionen (einschließlich C. krusei). Pilzinfektionen durch Scedosporium spp. und Fusarium spp.	
Posaconazol (Noxafil®)	10/2005 (FI = 11/2009)	Erwachsene	Oropharyngeale Candidose. Salvage-Therapie bei: invasiver Aspergillose, Fusariose, Chromoblastomykose, Myzetom, Kokzidioidomykose. Prophylaxe: nach Remissionsinduzierender Chemotherapie bei AML oder MDS, bei Hochdosis-Immunsuppressionstherapie einer Graft-versus-Host-Disease nach allogener hämatopoetischer Stammzelltransplantation	

7   Spezifische antimykotische Therapie

7.1   Therapie der Vaginalmykosen

Im Allgemeinen lässt sich eine In-vitro-Sensitivität der Sprosspilze, die eine Vaginalmykose auslösen, vorhersagen (Tab. 50). Bei einigen Problemkeimen, wie etwa *Candida glabrata* und vor allem *C. krusei*, sind die Azolderivate weniger wirksam. Eine Resistenzbestimmung ist also in der Regel entbehrlich! Nach langanhaltender Therapie muss man jedoch damit rechnen, dass es in einigen Fällen zu einer Selektion von resistenten oder zumindest vermindert empfindlichen Varianten von sonst hochempfindlichen Erregern kommt.

Bei einer rezidivierenden Vaginalmykose sind die Erreger nicht unbedingt resistent gegenüber den benutzten Antimykotika; aber man muss damit rechnen, dass vermehrt solche Non-albicans-Arten auftreten, die von vornherein eine geringere Empfindlichkeit gegen Azole haben, also etwa *C. glabrata*.

Tab. 50

Antimykotikaempfindlichkeit von Hefepilzen aus der Vagina in vitro (in % der Isolate)

Antimykotikum	C. albicans	C. glabrata	C. krusei	C. parapsilosis	C. spp.
Imidazol	80	< 30	< 10	80	80
Fluconazol	95	< 40	< 20	95	95
Voriconazol	98	< 90	< 80	98	98
Caspofungin	100	100	100	50	100
Amphotericin (Nystatin)	100	100	< 90	100	100
Ciclopiroxolamin	> 90	> 90	> 90	> 90	> 90

Tab. 51

Antiseptika für die Vagina

	Hefepilze	Trichomonaden	Laktobazillen
Octenidin (Octenisept®)	+++	+	+++
Hexetidin (Vagi-Hex®)	++	++	++
Polyvidon-Jod (Traumasept®)	+++	+++	+++
Dequaliniumchlorid (Fluomycin®)	+++	+++	+++

Neben Antimykotika kommen auch diverse Antiseptika mit einer zuverlässigen antimikrobiellen Wirkung zur lokalen Anwendung (Tab. 51).

Eine bloße Kolonisation benötigt a priori keinerlei Maßnahmen. Die Heilung einer akuten Vaginalmykose ist auch immer spontan möglich. Aber die Beschwerden der Patientin können prompt durch eine medikamentöse Intervention gelindert werden (Tab. 52).

Lokale Antiseptika, wie Octenidin, Hexetidin, Dequaliniumchlorid oder auch Jodhaltiges Polyvidon, sind prinzipiell geeignet und haben in kurzer Zeit Erfolg. Als Nebeneffekt sollte man bedenken, dass auch die natürliche Vaginalflora beeinflusst wird. Deswegen sollte man dann an eine Restitution der Laktobazillen durch extern zugeführte Keime (z. B. Gynoflor®) denken, obwohl eine positive Auswirkung von solchen Probiotika nicht gesichert ist oder an eine Subvention der verbliebenen Bakterien durch eine lokale Gabe von Milchsäure bzw. Glucose. Für die topische Therapie mit Antimykotika in Form von Creme, Vaginaltabletten bzw. Ovula gibt es eine breite Auswahl von Präparaten, nämlich Polyene, z. B. Nysta-

Tab. 52

Therapie der vaginalen Mykose

Frauen im gebärfähigen Alter	
Unkomplizierter Verlauf:	Topisch Antiseptika oder diverse Antimykotika Oral Fluconazol 1 x 150 mg
Komplizierter Verlauf:	Oral Fluconazol 1 x 150 mg/Tage für 7–14 Tage

Während Schwangerschaft und Stillzeit
Topisch bis zu 7 Tagen (orale Azole sind kontraindiziert)

Bei rezidivierender Infektion	
Längere Therapie mit Ausschleichen des Antimykotikums, z. B. Stufenschema (s. u.)	
Stufe 1 (Induktion)	Fluconazol 1 x 200 mg p.o.: 3 x/Wo z. B. Mo-Mi-Fr über 14 Tage
Stufe 2 (Erhaltung I)	einmal wöchentlich über 2 Monate
Stufe 3 (Erhaltung II)	jede 2. Wo über 4 Monate
Stufe 4 (Erhaltung III)	einmal monatlich über 6 Monate
Bei persistierender oder erneuter Symptomatik erneut mit Stufe I beginnen.	
Zusätzlich: topisch Fluconazol.	

tin, aber besonders Imidazole, wie Clotrimazol, welches auch gegen andere Begleitkeime wirkt, die das Krankheitsbild verstärken können. Außerdem werden diverse Azole, wie Miconazol, Econazol und Fenticonazol, eingesetzt, die eine gute Wirkung gegenüber *C. albicans* haben, während jedoch *C. glabrata* und vor allem *C. krusei* dagegen resistent sein können. Neuerdings wird auch Ciclopiroxolamin zur lokalen Therapie empfohlen.

Bei einer unkomplizierten Manifestation reicht eine einmalige Gabe aus, sonst muss eine kurzfristige (2–7 Tage) Behandlungsdauer eingehalten werden. Die Therapieergebnisse sind bei allen Medikamenten mehr oder weniger gleich. 75–80 % der Patientinnen werden geheilt.

Bei manifester Infektion der Schwangeren kann evtl. topisch Clotrimazol für sieben Tage appliziert werden; auch Octenidin ist – im Gegensatz zu Polyvidon-Jod – in der Schwangerschaft durchaus erlaubt.

Viel, viel schwieriger – und in manchen Fällen eine wirkliche Crux – ist die Behandlung der rezidivierenden Vaginalmykose. Zunächst sollten die prädisponierenden Faktoren beachtet und ggf. ausgeschaltet werden. Aus theoretischen Überlegungen wäre vielleicht die Gabe von Aspirin und anderen, nichtsteroidalen Antiphlogistika hilfreich. Dadurch wird die Biofilmproduktion durch Candida verhindert, wodurch die Wirksamkeit der Antimykotika erhöht wird. Dafür ist Fluconazol oral über drei Tage geeignet, gefolgt von einer Suppressionstherapie einmal wöchentlich über sechs Monate. Damit konnte in 90 % ein Relaps verhindert werden.

Bei anhaltender Symptomatik hat sich ebenso das individualisierte Stufenschema bewährt (siehe Tab. 52). Hier ist eine Gesamtbehandlungsdauer bei optimalem Ansprechen von einem Jahr vorgesehen. Am Ende jeder Stufe und in der Erhaltung I und II werden monatlich Kontrollen der Symptomatik, Mikroskopie und Kultur durchgeführt, und bei persistierender Infektion oder bei erneuten Beschwerden erfolgt wieder ein Therapiebeginn mit Induktion. Bei Nachweis einer Kolonisation wird die aktuelle Stufe wiederholt.

Leichter gesagt als getan ist die Vermeidung der Risikofaktoren, die das Entstehen eine Vaginalmykose begünstigen, wie etwa das Risikoverhalten ändern, z. B. Sexual-
verhalten, hormonelle Kontrazeption, Kleidung etc.
Eine antimykotische Begleitbehandlung einer Vulva-
mykose durch Salben und Cremes ebenso einer Balanitis
bzw. Balanoposthitis beim Partner ist sicherlich sinnvoll.
Der Stellenwert einer antimykotischen Behandlung
einer Darmbesiedelung mit Hefepilzen ist gering, ebenso
wie die Anwendung von Probiotika oral oder lokal in der
Scheide. Eine antibiotische Therapie einer bakteriellen
Vaginose erscheint sinnvoll, ebenso eine antimykotische
Sekundärprophylaxe, z. B. mit Fluconazol, wie bereits
oben erwähnt.

7.2 Therapie invasiver Candida-Infektionen des nicht neutropenen Intensivpatienten

Für die Behandlung invasiver Candida-Infektionen des
nicht neutropenen Intensivpatienten existieren aktuelle
Therapieleitlinien einer europäischen Expertengruppe
sowie der amerikanischen Fachgesellschaft (Abb. 21).
Beide Leitlinien unterstreichen die Bedeutung einer
frühen adäquaten empirischen Therapie insbesondere
des instabilen Intensivpatienten mit Organversagen, um
Letalität und Morbidität invasiver Candida-Infektionen
zu reduzieren. Intensivpatienten mit einem oder mehreren Organversagen, Patienten, die in den davorliegenden
Wochen mit einem Azol behandelt wurden, sowie solche,
bei denen eine Kolonisation mit einer Candida-Spezies
vorliegt, die ein unsicheres Ansprechen auf Fluconazol
zeigt (*C. krusei, C. glabrata*) bzw. bei denen ein unsicheres Ansprechen aufgrund der lokalen Epidemiologie
wahrscheinlich ist, sollten mit einem Echinocandin behandelt werden!

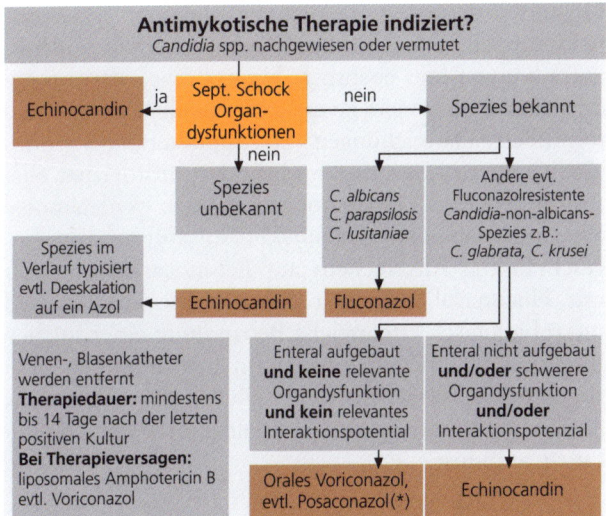

Abb. 21: Therapieleitlinie für die Behandlung invasiver Candida-Infektionen des nicht neutropenen Intensivpatienten (mod. nach Lichtenstern et al. 2010). *Für diese Indikation besteht keine Zulassung.*

Echinocandine werden wegen ihrer guten Wirksamkeit und ihres günstigen Nebenwirkungs- und Interaktionsprofils bei kritisch Kranken favorisiert. Nachgeordnet kann ein lipidformuliertes Amphoterin B verwendet werden, wohingegen die europäische Expertenempfehlung den Einsatz von konventionellem Amphoterin B – wegen der relevanten Nephrotoxizität – explizit nicht unterstützt. Im Falle einer klinischen Stabilisierung (Rekonvaleszenz der Organfunktionen) kann die Therapie mit einem Azol, vorzugsweise Fluconazol, weitergeführt werden, sofern das nachgewiesene Candida-Isolat dies erlaubt.

Nicht neutropene Patienten auf Normalstation und ebenso auf Intensivstation ohne Vorliegen relevanter

Organdysfunktionen, die nicht zu einer der vorgenannten Gruppen zählen, können Fluconazol erhalten. Alternativ können hier ebenso Echinocandine, Voriconazol oder ein Amphotericin B verwendet werden, wobei lipidformulierte Darreichungen von Amphotericin B grundsätzlich vorzuziehen sind und die Nephrotoxizität aller Amphotericin-B-Präparationen beachtet werden muss. Eine Infektion durch *C. parapsilosis* soll aufgrund des eingeschränkten Ansprechens auf Echinocandine primär mit Fluconazol behandelt werden. Die klinisch und mikrobiologisch erfolgreiche Behandlung einer solchen Infektion mit einem Echinocandin muss allerdings nicht abgebrochen werden. Gleiches gilt für eine erfolgreiche Azoltherapie einer eigentlich problematischen Non-albicans-Candidose.

Die Behandlung einer Candidämie sollte zum frühest möglichen Zeitpunkt, also spätestens bei mikroskopischem Erregernachweis in der Blutkultur, erfolgen, ohne die Kultur abzuwarten. Es ist sinnvoll, zentralvenöse Zugänge zu entfernen oder wenn erforderlich unter Therapie zu wechseln. Zum Ausschluss einer retinalen Infiltration sollte im Verlauf eine Fundoskopie durchgeführt werden. Um eine Erregerpersistenz frühzeitig zu erfassen, sollten auch bei fieberfreien Patienten täglich Blutkulturen abgenommen werden, bis diese negativ sind. Die Behandlung sollte bis zur Symptomfreiheit und für mindestens 14 Tage nach der ersten negativen Blutkultur erfolgen.

Deeskalation

Unter Deeskalation versteht man den Austausch zweier Antimykotika, trotz des klinischen Ansprechens der initialen Therapie. Dabei wird ein zweites, adäquates

Präparat (z. B. Fluconazol) mit schmalerem Wirkspektrum, günstigeren Darreichungsoptionen oder geringeren Therapiekosten eingesetzt, wenn es ebenfalls gegen das nachgewiesene infektionsauslösende Isolat wirksam ist. Ggf. kann auch eine Kombination von zwei Antimykotika beendet werden.

Ein solcher Wechsel wurde bereits in einer Reihe von randomisierten Studien mit Erfolg praktiziert. Eine Deeskalation kann z. B. nach klinischer Stabilisierung eines Intensivpatienten mit Candidämie durch *C. albicans* durchgeführt werden, indem man eine initiale Therapie mit einem Echinocandin durch Fluconazol ersetzt. Eine engmaschige klinische Überwachung und die entsprechenden Resistenztestungen sind dabei vorzunehmen.

Die Therapie von **Organmykosen** erfolgt entsprechend der Empfehlungen zur Candidämie. Bei zerebralen Manifestationen, Meningitis oder Abszessen ist die Gabe von Amphotericin B oder liposomalem Amphotericin B in Kombination mit Flucytosin sinnvoll. Für sensible Erreger zeichnen sich Fluconazol und Voriconazol durch hohe Liquorspiegel aus. Hier sollte die Behandlung nach Ende der klinischen Zeichen für mindestens vier Wochen fortgesetzt werden. Bei Abszessen ist die Möglichkeit einer chirurgischen Intervention und Drainage zu prüfen.

Besonderheiten in der chirurgischen Intensiv- und Transplantationsmedizin

Eine antimykotische Therapie wird hier primär immer intravenös appliziert, da die enterale Aufnahme beim Intensivpatienten in der Regel nicht ausreichend ist. Die Behandlung wird bis zwei Wochen nach der letzten positiven Kultur durchgeführt.

Die Anwendung von serologischen Tests und Risikoscores zur Unterstützung der Entscheidung für eine Therapie wird grundsätzlich unterstützt, auch wenn hierfür die klinische Wertigkeit der aktuell zur Verfügung stehenden Verfahren noch nicht abschließend zu bewerten ist. Resistenztestungen sollen auch zur Überwachung der lokalen epidemiologischen Entwicklung durchgeführt werden.

Eine breite Durchführung einer antimykotischen Prophylaxe in der Intensivmedizin kann nicht allgemein empfohlen werden. Im Rahmen von Transplantationen, insbesondere nach Leber- und Lungentransplantation, kann eine Prophylaxe angezeigt sein. Diese sollte sowohl gegen *Candida* spp. als auch *Aspergillus* spp. wirksam sein.

7.3 Therapie von invasiven Candida-Infektionen in der Hämato-Onkologie

In Ermangelung spezifischer Daten beruhen die Therapieempfehlungen zur Behandlung von Candidämien bei hämatologisch-onkologischen Patienten auf den für diese Patienten typischen Daten zur Epidemiologie, Erregerverteilung und Resistenzen sowie allgemeinen Ergebnissen internationaler Studien mit weit überwiegend nicht neutropenischen Patienten.

Die Erstlinienbehandlung bei neutropenischen Patienten wird primär mit einem Echinocandin empfohlen, als Alternative kann eine Lipidformulierung von Amphotericin B (liposomales Amphotericin B oder Amphotericin-B-Lipidkomplex) eingesetzt werden.

Bei nicht neutropenischen Patienten ist Voriconazol eine weitere Option. Bei Therapieversagen oder Intoleranz sollte ein Wechsel der Substanzklasse erfolgen. Konventionelles Amphotericin B sollte nicht eingesetzt werden, da das Medikament keine bessere Wirkung, aber mehr und relevante Nebenwirkungen hat.

Eine Umstellung auf Fluconazol ist möglich, wenn folgende Kriterien erfüllt sind:
- Stabiler klinischer Zustand
- Fluconazol-sensibler Erreger
- Neutrophile im Blutbild nicht reduziert
- Keine vorangegangene Azolgabe

Dabei sollte Fluconazol zunächst mit 800 mg täglich hochdosiert gegeben werden und kann bei Ansprechen auf 400 mg reduziert werden.

Die allgemeinen Empfehlungen zur Behandlung und die Therapie von Organmykosen unterscheiden sich nicht wesentlich von denen bei anderen Patienten.

Die hepatoilenale Candidose bei nicht neutropenischen Patienten kann mit Fluconazol therapiert werden, wenn nicht bereits zuvor ein Azol gegeben wurde oder der Erreger resistent getestet wurde. Alternativen sind Lipidformulierungen von Amphotericin B oder Echinocandine. Letztere Substanzen sollten auch bei Patienten in Neutropenie oder mit instabilem klinischen Zustand eingesetzt werden. Die Behandlung erfolgt in der Regel über Monate, bis alle Herde verschwunden oder kalzifiziert sind.

7.4 Therapie der Aspergillosen

Voriconazol konnte sich als Standard zur Behandlung der invasiven Aspergillose etablieren. Das Medikament sollte zunächst intravenös appliziert werden und kann nach sieben Tagen, wenn kein Hinweis für eine gestörte Resorption vorliegt, auf Tabletten umgestellt werden. Liposomales Amphotericin B, in einer Dosis von 3 mg/kg Körpergewicht einmal täglich gegeben, stellt die erste Alternative dar. Für höhere Dosierungen konnte eine Zunahme der Nebenwirkungen, aber keine Verbesserung der Wirksamkeit demonstriert werden.

Caspofungin, Posaconazol und Amphotericin-B-Lipidkomplex wären die nächsten, jedoch weniger gut belegten Behandlungsmöglichkeiten (siehe Tab. 58, S. 202). Der Einsatz von Posaconazol wird eingeschränkt durch die fehlende Möglichkeit der systemischen Applikation. Bei Polyenen und Echinocandinen erschwert die Notwendigkeit der intravenösen Gabe die erforderliche Langzeittherapie. Bei Therapieversagen oder einer Unverträglichkeit kann jeder der aufgeführten Wirkstoffe eingesetzt werden. Hier ist vor allem ein Wechsel der Substanzklasse zu empfehlen. Für eine antimykotische Kombinationstherapie liegen bisher keine ausreichenden Erfahrungen vor, dennoch wird diese zunehmend bei therapierefraktären Fällen eingesetzt.

Ein Problem ist die Behandlung von Durchbruchinfektionen unter einer Prophylaxe, welche auch gegen Aspergillus wirksam sein sollte. Nach einer vorbeugenden Gabe von Posaconazol erscheint eine Behandlung mit Voriconazol nur für jene Patienten sinnvoll, bei welchen vorher unzureichende Serumspiegel für Posaconazol nachgewiesen wurden und deshalb die intravenöse Applikation des Azols eine wesentliche Therapieänderung darstellt. In allen anderen Fällen ist die Gabe von Caspofungin oder eines Polyens als Salvage-Therapie möglich.

Die antimykotische Behandlung einer Aspergillose sollte bis zum Abklingen der Symptome und dem Verschwinden der radiologischen Manifestationen erfolgen. Hierfür ist häufig eine Gabe über zwölf Wochen oder länger erforderlich. Insbesondere bei ausgedehnten Manifestationen in der Lunge bleiben langfristig kleine Reste bestehen. Radiologisch kann dabei nicht ausreichend zwischen narbigen Residuen und persistierenden Infektionen differenziert werden, sodass ein Auslassversuch bei engmaschiger Kontrolle erforderlich ist. Eine Alternative stellt, insbesondere bei wenigen Manifestationen, die chirurgische Resektion dar. Diese Intervention ist auch frühzeitig bei großen oder gefäßnahen Läsionen zu prüfen, da das angioinvasive Wachstum des Erregers zu lebensgefährlichen Blutungen führen kann. Aufgrund des Risikos insbesondere bei thrombopenischen Patienten erfolgt diese Maßnahme jedoch nur in Einzelfällen.

Bei der Aspergillus-Sinusitis sollte noch die Möglichkeit einer chirurgischen Sanierung oder Drainage zusätzlich zur medikamentösen Therapie geprüft werden.

Bei zerebralen Infektionen ist eine langfristige Behandlung mit Voriconazol zu empfehlen, da dieser Wirkstoff eine gute Permeabilität über die Blut-Hirn-Schranke zeigt und ein Ansprechen in Fallserien belegt wurde. Der Einsatz von Echinocandinen oder Posaconazol ist aufgrund unzureichender Liquorspiegel dagegen nicht sinnvoll.

7.5 Übrige Schimmelpilzinfektionen

Da die parenteral zur Verfügung stehenden Azole und die Echinocandine keine ausreichende Wirksamkeit gegen **Zygomyzeten** (*Rhizopus, Mucor, Rhizomucor* spp.) besitzen, ist alleine Amphotericin B zur primären Therapie

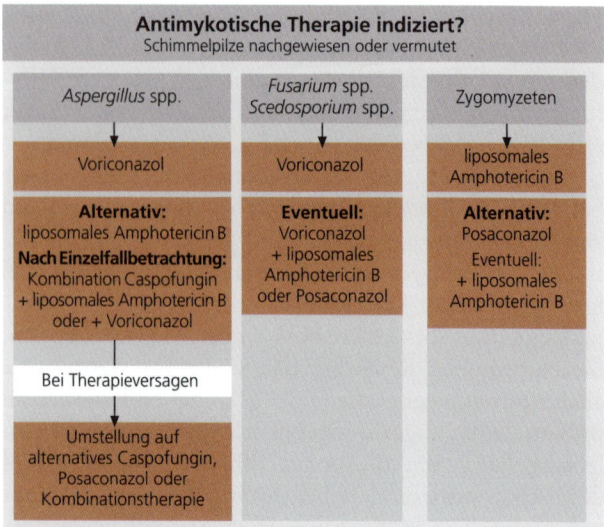

Abb. 22: Therapieleitlinie für die Behandlung von Schimmelpilzinfektionen (mod. nach Lichtenstern et al. 2010).

empfohlen. Lipidformulierte Darreichungen sind aufgrund der geringeren Nephrotoxizität und der damit verbundenen Möglichkeit einer höheren Dosierung für die Therapie des Intensivpatienten vorzuziehen. Bei Therapieversagen oder Unverträglichkeit der primären Therapie kann Posaconazol eingesetzt werden. Dieses stellt aber auch zur ambulanten Erhaltungstherapie eine wichtige Option dar.

Voriconazol ist für die Behandlung schwerwiegender Infektionen durch *Fusarium* spp. und *Scedosporium apiospermum* bei Patienten, die eine Unverträglichkeit oder Therapieversagen beim Einsatz eines anderen Antimykotikums zeigen, zugelassen. Voriconazol und Posaconazol besitzen dabei gegen *Fusarium* spp. bessere

In-vitro-Wirksamkeiten, und auch das klinische Ansprechen ist vielversprechend, sodass sie auch als Mittel der ersten Wahl diskutiert werden. Liposomales Amphotericin B ist zur primären Therapie von Infektionen durch *Fusarium* spp. empfohlen.

Die Rekonstitution der Immunfunktion und die operative Fokussanierung sind darüber hinaus bei diesen seltenen Schimmelpilzinfektionen entscheidend für einen Behandlungserfolg.

7.6 Therapie der Infektionen mit außergewöhnlichen Pilzen

Kryptokokkose: Bei einer akuten ZNS-Infektion mit *C. neoformans* bzw. *C. gattii* ist eine Kombination von zwei oder sogar drei Substanzen aus unterschiedlichen Gruppen von Antimykotika nötig, auch wenn die Nebenwirkungen wie Schüttelfrost, Hypokaliämie und Nephropathie dadurch oft erheblich sind (Tab. 53).

Zur Suppression einer Exazerbation bei latenten Infektionen bei HIV-Patienten, wo die Erreger nach erfolgreicher Therapie der akuten Manifestationen in der Prostata überleben, ist eine Sekundärprophylaxe mit 200 mg Fluconazol/Tag erforderlich (siehe Kap. 4.8).

Pneumocystose: Für die Behandlung von Infektionen mit diesem atypischen Pilz, der kein Ergosterin in seiner zytoplasmatischen Membran besitzt, eignen sich Azole und Polyene überhaupt nicht; dafür sind z.T. Antibiotika erfolgreich im Einsatz (Tab. 54). Zusätzlich ist bei fortgeschrittenen Infektionen anfangs eine Steroidgabe (z. B. Methylprednisolon 2 x 30 mg/Tag bei $PaO_2 < 70$ mmHg) erforderlich.

Tab. 53

Therapie der Meningoenzephalitis durch *Cryptococcus neoformans* (IDSA 2010)

	Wirkstoff	Dosis	Dauer
HIV-positive Patienten			
1.	Amphotericin-B-Desoxycholat plus Flucytosin	1 x 0,7-1 mg/kg i. v. 4 x 25 mg/kg KG	≥ 2 Wochen
2.	Fluconazol*	1 x 400 mg p.o.	≥ 8 Wochen
Alternativ (statt 1.)	Liposomales Amphotericin B Amphotericin-B-Lipidkomplex jeweils plus Flucytosin	3-4 mg/kg i.v. 5 mg/kg i.v. 4 x 25 mg/kg KG	≥ 2 Wochen
HIV-negative Patienten			
1.	Amphotericin-B-Desoxycholat plus Flucytosin	1 x 0,7-1 mg/kg i.v. 4 x 25 mg/kg KG	≥ 4 Wochen
2.	Fluconazol*	1 x 400 mg p.o.	≥ 8 Wochen
Alternativ (statt 1.)	Liposomales Amphotericin B Amphotericin-B-Lipidkomplex jeweils plus Flucytosin	3-4 mg/kg i.v. 5 mg/kg i.v. 4 x 25 mg/kg KG	≥ 4 Wochen
Nach Organtransplantation			
1.	Liposomales Amphotericin B Amphotericin-B-Lipidkomplex jeweils plus Flucytosin	3-4 mg/kg i.v. 5 mg/kg i.v. 4 x 25 mg/kg KG	≥ 2 Wochen
2.	Fluconazol*	1 x 400-800 mg p.o.	≥ 8 Wochen
3.	Fluconazol*	1 x 200-400 mg p.o.	6-12 Monate

*Dosierung Fluconazol, laut Fachinformation = 1 x 200-800 mg p.o

Tab. 54

Therapie und Prophylaxe der *Pneumocystis-jirovecii*-Infektion

Therapie

- Trimethoprim/Sulfamethoxazol (Eusaprim forte®)
    → mindestens 2 x 20 mg TM plus 100 mg SMX/Tag für 21 Tage
    → Standard: Cotrimoxazol 3 x 40 mg/kg (3 x 5-6 Ampullen Cotrim 480 mg)
    → Cave Dosisanpassung bei Niereninsuffizienz, Nebenwirkungen renal, Blutbild, etc.

Alternativen

- Pentamidin (Pentacarinat®)
    4 mg/kg KG/die i.v. für 14 Tage; oder
    300-600 mg/d Lösung zur Inhalation
- Atovaquon (Wellvone®)
    2 x 750 mg p.o.
- Ggf. Echinocandine
    über 14 Tage

Prophylaxe

- Trimethoprim/Sulfamethoxazol
    80/400 mg einmal täglich
- Trimethoprim/Sulfamethoxazol
    160/800 mg dreimal wöchentlich
- Pentamidin (Pentacarinat®)-Inhalation
    200 mg für 4 Tage und dann 300 mg alle 4 Wochen

Infektionen mit **Dematiazeen**: Zur Behandlung dieser weitgehend resistenten Gruppe von Pilzen ist liposomales Amphotericin B (1–3 mg/kg KG pro Tag) noch am besten geeignet. Bei Infektionen mit Scedosporium hat dagegen Voriconazol (2 x 6 mg/kg KG pro Tag) die besten Erfolge.

Dimorphe Pilze: Für Itraconazol (400 mg/Tag) und Fluconazol (2 x 400 mg/Tag) sind aus der Vergangenheit gute Erfolge bekannt. Heute ist Voriconazol (2 x 6 mg/kg KG/Tag) oder Posaconazol (2 x 400 mg/Tag oral über 1–2 Monate) mindestens ebenso zu empfehlen. Auch liposomales Amphotericin B (1 mg/kg KG/Tag über 14 Tage) wäre wirksam. Infektionen mit Sporothrix benötigen eine etwas andere Therapiestrategie. Spontanheilungen sind möglich. Evtl. kann auch eine lokale Hyperthermie helfen. Sonst wirken Itraconazol (400 mg/Tag oral) oder auch liposomales Amphotericin B (1–3 mg/kg KG /die für 21 Tage). Als unkonventionelle Alternative gilt die orale Gabe von Kaliumjodid (3 x 40 Tropfen/Tag für 2 Monate), wobei zunächst mit einer niedrigeren Tagesdosis begonnen werden sollte.

7.7 Therapiestrategien im der Pädiatrie

Aufgrund der ausgeprägten Veränderungen im Verhältnis zwischen Körperoberfläche und Körpergewicht von Geburt bis hin zum Jugendalter (Abb. 23) ist eine einheitliche Dosierung der antimykotischen Medikamente nach Körperoberfläche oder nach Körpergewicht in vielen Fällen nicht möglich.

Darüber hinaus müssen altersabhängige funktionelle Charakteristika von Leber und Niere hinsichtlich der Verstoffwechselung und Elimination des Medikamentes berücksichtigt werden. So ist es nicht verwunderlich, dass nicht für alle Antimykotika für jede Altersstufe Dosisempfehlungen bestehen. Prinzipiell können antimykotische Substanzen aus den verschiedenen Klassen wie Polyene, Triazole oder Echinocandine auch für pädiatrische Patienten verwendet werden, wobei die jeweilige Komorbidität des Patienten ebenso wie die Tatsache berücksichtigt werden muss, dass nicht alle antimykotischen Medikamente für Kinder zugelassen sind

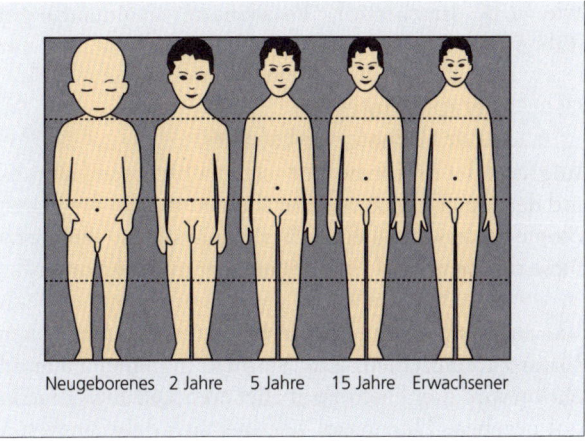

Neugeborenes 2 Jahre 5 Jahre 15 Jahre Erwachsener

Abb. 23: Ausgeprägte Veränderungen der Körperproportionen und damit auch des Verhältnisses Körperoberfläche – Körpergewicht von Geburt bis zum Erwachsenenalter.

Tab. 55

Aktuelle pädiatrische Zulassung für einige Antimykotika in Deutschland (Stand: August 2009)

Wirkstoffgruppe	Wirksubstanz	Zulassung
Echinocandine	Anidulafungin	Nein
	Caspofungin	Ja
	Micafungin	Ja
Polyene	Amphotericin B	Ja
	Lipidformulierungen des Amphotericin B	Ja
Triazole	Fluconazol	Ja
	Voriconazol	Ja
	Itraconazol	Nein
	Posaconazol	Nein
Pyrimidinanalogon	Flucytosin (5-FC)	Ja
Benzofuran	Griseofulvin	Ja
Allylamine	Terbinafin	Nein

(wie z. B. Itraconazol, Posaconazol, Anidulafungin) (Tab. 55).

7.8 Therapiestrategien in der Hämato-Onkologie

Aufgrund der Probleme einer sehr frühzeitigen Diagnose und der zum Teil hohen Mortalität werden in der Hämatologie unterschiedliche Therapiestrategien eingesetzt. Diese sind in erster Linie abhängig vom Infektionsrisiko.

Eine **antimykotische Prophylaxe** ist nur bei sehr hohem Risiko zu empfehlen. Zur Vermeidung einer Hefeninfektion wird hier Fluconazol oder eventuell auch Itraconazol gegeben. Fluconazol zeichnet sich dabei insbesondere durch seine gute Verträglichkeit aus. Ein Einsatz ist bei Patienten mit akuter Leukämie nach Induktions- oder Konsolidierungschemotherapie oder nach allogener Stammzelltransplantation sinnvoll, solange keine Notwenigkeit besteht Schimmelpilze abzudecken.

Durch die zusätzliche Protektion vor Aspergillosen konnte Posaconazol bei Abstoßungsreaktionen nach allogener Stammzelltransplantation und nach Induktionschemotherapie bei akuter myeloischer Leukämie mit guten Studienergebnissen überzeugen und sollte insbesondere bei höherer Inzidenz Anwendung finden. Zur Prophylaxe nach allogener Stammzelltransplantation liegen inzwischen auch für Voriconazol erste vorläufige Daten vor, für die Dauer der Neutropenie wäre ebenso Micafungin eine Alternative. Weitere Möglichkeiten einer Aspergillus-wirksamen Prophylaxe sind liposomales Amphotericin B intravenös in niedriger Dosierung (50 mg absolut an jedem 2. Tag) oder als Inhalation und Caspofungin. Die topische Applikation des Polyens sollte jedoch nur in Kombination mit der Gabe von Fluconazol erfolgen, da sonst kein Schutz vor Hefepilzinfektionen besteht.

Erfolgt keine antimykotische Prophylaxe oder nur eine gegen Hefen, wird eine **empirische Therapie bei persistierendem Fieber in Neutropenie** empfohlen. Dies kann aber auch bei persistierenden Infektionszeichen unter Prophylaxe sinnvoll sein. Eine empirische Indikation besteht bei anhaltender Körpertemperatur über mindestens 38,3 °C über mindestens vier Tage trotz einer adäquaten antibiotischen Therapie, ohne weiteren Infektionsnachweis. Dies tritt insbesondere bei einer Aplasiephase über mehr als sieben Tage und hier vor allem bei Patienten mit akuter Leukämie gehäuft auf. Empfohlen wird in dieser Indikation die Gabe von Caspofungin oder liposomalen Amphotericin B.

Beide aufgeführten Verfahren führen zu einer häufigen Arzneimittelexposition bei Patienten ohne Pilzinfektion und verursachen hier Kosten und in unterschiedlichem Maße auch unnötige Nebenwirkungen oder Medikamenteninteraktionen. So entwickelt die Mehrheit der Patienten mit akuter Leukämie weder eine Aspergillose noch eine Candidose. Auch kann persistierendes Fieber viele andere infektiöse oder auch nicht infektiöse Ursachen wie Tumorfieber oder eine Transfusionsreaktion haben.

Daher wird zunehmend die Möglichkeit einer präemptive Strategie diskutiert. Hierdurch kann die Gabe von Antimykotika auf deutlich weniger Patienten mit höherer Infektionswahrscheinlichkeit beschränkt werden. Diese präemptive Indikation kennzeichnet sich dadurch, dass neben dem durch eine Neutropenie erhöhten Infektionsrisiko und unspezifischen Infektionszeichen wie Fieber der Hinweis für entweder eine typische Lokalisation der Infektion oder den Erreger gefordert wird. Dieses kann zum Beispiel der Nachweis von pulmonalen Infiltraten oder mikrobiologisch ein zweifach positiver Galactomannan sein. Im Unterschied zur gezielten Therapie liegen aber nicht alle Kriterien gleichzeitig vor. Vorraussetzung ist hier ein engmaschiges und qualifiziertes Screening. Diagnostische Kriterien und Therapiekriterien unterscheiden sich in den wenigen publizierten Untersuchungen erheblich. Die Gleichwertigkeit oder eine Verbesserung in Relation zu einer etablierten Strategie, also der empirischen oder prophylaktischen Gabe, wurde bisher nicht nachgewiesen.

Bei Versagen einer der aufgeführten frühzeitigen Therapieformen oder primär bei Patienten ohne Neutropenie oder erhöhtem Risiko erfolgt eine gezielte Therapie erst bei Infektionsnachweis.

Invasive Aspergillose
Voriconazol zeigt sich dem konventionellen Amphotericin B in der Therapie der invasiven Aspergillose überlegen und ist deshalb hier Mittel der ersten Wahl. Unter Berücksichtigung der Nebenwirkung kann liposomales Amphotericin B für ausgewählte Patienten zur primären Therapie alternativ eingesetzt werden. Die Echinocandine Caspofungin bzw. Micafungin sowie das Azol Posaconazol können bei Therapieversagen einer Primärtherapie oder bei Unverträglichkeit einer Therapie eingesetzt werden. Auch hier unterstützt das günstige Nebenwirkungs- und Interaktionsprofil der Echinocandine deren Einsatz beim kritisch kranken Intensivpatienten. Es ist

zu beachten, dass Posaconazol aktuell nicht zur parenteralen Applikation zur Verfügung steht. Eine empirische bzw. präemptive Therapie der vermuteten Aspergillose kann mit liposomalem Amphotericin B, Caspofungin, Voriconazol durchgeführt werden. Zur (Rezidiv-)Prophylaxe kann auch die Inhalation von liposomalem Amphotericin B angewendet werden.

7.9 Leitlinien zur antimykotischen Therapie

Es wurde bereits eine Vielzahl von Leitlinien zur Behandlung von Pilzinfektionen publiziert. Diese unterscheiden sich nach dem beschriebenen Erregerspektrum, der angesprochenen Patientengruppe und dem verfassenden Fachgremium oder Personenkreis. Auch die wissenschaftliche Qualität kann sehr unterschiedlich sein, so gibt es Empfehlungen weniger Autoren, welche sich hierzu als geeignet und motiviert sahen, und Leitlinien, welche nach festgelegten Verfahren und internen Kontrollen, mit definierten Kriterien erarbeitet werden. Als Beurteilung hat sich eine Einteilung nach Kategorien für die Stärke der Empfehlung und für die Qualität der zugrunde liegenden wissenschaftlichen Evidenz durchgesetzt (Tab. 56).

Ein Nachteil dieses Vorganges ist, dass dieser zeitaufwendig ist und daher die Richtlinien meist nicht engmaschig aktualisiert werden. Relevant sollte auch sein, wie spezifisch und genau eine Leitlinie auf eine Infektion oder bestimmte Fragestellungen eingeht. So finden sich in organorientierten oder übergreifenden Leitlinien Empfehlungen zu spezifischen Infektionen. Oft wird hier teilweise nur ein Rat aus einer anderen und älteren Publikation wiedergegeben, ohne dass die Primärliteratur geprüft wurde.

Tab. 56

Einteilung nach Kategorien für die Stärke der Empfehlung und für die Qualität der zugrunde liegenden wissenschaftlichen Evidenz

Stärke der Empfehlung	
A	Gute Evidenz, um eine Empfehlung zum Einsatz zu unterstützen
B	Moderate Evidenz, um eine Empfehlung zum Einsatz zu unterstützen
C	Wenig Evidenz, um eine Empfehlung zum Einsatz zu unterstützen
D	Moderate Evidenz, um eine Empfehlung gegen den Einsatz zu unterstützen
E	Gute Evidenz, um eine Empfehlung gegen den Einsatz zu unterstützen
Qualität der Evidenz	
I	Daten von mindestens einer geeignet randomisierten und vergleichenden Studie
II	Daten von einer gut aufgebauten klinischen Studie ohne Randomisierung oder von Kohorten- oder Fall-Kontroll-Untersuchungen (wenn mögl. mehr als 1 Zentrum) oder von mehreren Fallserien oder von dramatischen Ergebnissen in nicht vergleichenden Experimenten
III	Standpunkte von allgemein anerkannten Experten, auf der Basis klinischer Erfahrung, beschreibender Untersuchungen oder Berichten von Expertenkommitees

Eine Leitlinie sollte aber nicht alleine, sondern stets unter Berücksichtigung des Patienten, seiner Risikofaktoren und Begleiterkrankungen sowie insbesondere der lokalen Epidemiologie, soweit diese bekannt ist, verwendet werden. So können mehrere Leitlinien zur selben Infektion und My-

Tab. 57

Einige Fragen zur Auswahl einer geeigneten Leitlinie

Welche Leitlinie nehme ich?
Wie aktuell ist diese?
Welche Patientengruppe wird besprochen?
Wie gut sind die Empfehlungen differenziert?
Ist die Stärke und die Qualität einer Empfehlung abgebildet?
Für welche Region ist die Leitlinie erarbeitet, bzw. welche epidemiologischen Daten liegen zugrunde?
Welche Organisationen/Autoren publizieren diese?

kose herangezogen werden. Zur Auswahl der am besten geeigneten sollten die Aspekte und Fragen aus Tab. 57 genutzt werden. Oft kommen Leitlinien zu einem ähnli-

Tab. 58

Die Empfehlungen dreier Fachgesellschaften zur Behandlung einer invasiven Aspergillose

	AGIHO	ECIL	IDSA
Azole			
Voriconazol	AI	AI	AI
Itraconazol	BIII	CIII	BII
Posaconazol	AII	BII	BII
Echinocandine			
Caspofungin	AII	BII	BII
Micafungin	CIII		BII
Polyene			
Liposomales Amphotericin B	AII	BI	AI alternativ
Amphotericin-B-Lipidkomplex	BII	BIII	AII
Amphotericin-B-Desoxycholat	EI	DI	

Blau – Erstlinientherapie, Grün – „Salvage"-Therapie bei Intoleranz oder Versagen. Konventionelles Amphotericin B wird für beide Indikationen abgelehnt, bei den Empfehlungen der IDSA wird hier jedoch eine Ausnahme für ärmere Regionen („resource-limited settings") diskutiert.

Spezifische antimykotische Therapie

Tab. 59

Leitlinien zur Therapie invasiver Mykosen

Erkrankung	Patientengruppe	Jahr	Gesellschaft	Zitierung
Invasive Pilzinfektion	Leukämie, SZT	2007	ECIL	Herbrecht R., EJC Supplements 5: 49-59
	Onkologie	2008	NCCN	www.nccn.org
	Hämato-onkologisch	2009	AGIHO	Bohme A., Ann Hematol 88: 97-110
Aspergillose	Keine Einschränkung	2008	IDSA	Walsh TJ., Clin Infect Dis 46: 327-360
Candidose/	Keine Einschränkung	2009	IDSA	Papas PG., Clin Infect Dis 48: 503-535
Candidämie	Keine Einschränkung	in Vorbereitung für 2010	DMYK + PEG	
Kryptokokkose	Keine Einschränkung	2010	IDSA	Perfect JR., Clin Infect Dis 50: 291-322
Pneumocystis Pneumonie	HIV, Kinder	2009	IDSA	Mofenson LM., MMWR Recomm Rep 58: 1-166
Empirische Therapie	Hämato-onkologisch	2003	AGIHO	Link HA., Ann Hematol 82 Suppl 2: S105-17
	Leukämie, SZT	2007	ECIL	Marchetti O., EJC Supplements 5: 32-42
Prophylaxe von Pilzinfektionen	Leukämie, SZT	2007	ECIL	Maertens JA., EJC Supplements 5: 43-48
	Hämato-onkologisch	2008	AGIHO	Cornely OA., Haematologica 94: 113-22

202

chen oder dem gleichen Schluss, zum Teil variieren diese nur in der Formulierung. Es gibt aber auch relevante Unterschiede. Am Beispiel von drei wichtigen Leitlinien zur Therapie der Aspergillose ist dies schematisch dargestellt (Tab. 58). Hierbei handelt es sich um eine deutsche Leitlinie für hämato-onkologische Patienten (AGIHO), eine europäische für Patienten mit akuter Leukämie oder nach Stammzelltransplantation (ECIL) und die Empfehlung der amerikanischen Infektiologischen Gesellschaft (IDSA) ohne Patientenselektion.

In Tabelle 59 sind beispielhaft einige wichtige Leitlinien mit Erscheinungsjahr und berücksichtigten Patienten wiedergegeben:

- AGIHO – Arbeitsgemeinschaft Infektionen in der Hämatologie und Onkologie der Deutschen Gesellschaft für Hämatologie und Onkologie
- ECIL – European Conference on Infections in Leukaemia
- IDSA – Infectious Diseases Society of America
- NCCN – National Comprehensive Cancer Network
- SZT – Patienten mit Stammzelltransplantation
- DMYK – Deutschsprachige Mykologische Gesellschaft
- PEG – Paul-Ehrlich-Gesellschaft für Chemotherapie

8   Prävention, Krankenhaushygiene

Prinzipielle Überlegungen
Die Präventionsmaßnahmen bei den einheimischen Mykosen unterscheiden sich nach den Ausbreitungswegen.

Bei den Sprosspilzen kommt es zu nosokomialen Infektionen häufig durch die körpereigene Flora des Patienten. Deshalb ist es notwendig, das Eindringen dieser Erreger in sterile Körperregionen zu vermeiden und die Verbreitung zu Nachbarpatienten, z. B. durch das Pflegepersonal, speziell durch deren Hände, zu verhindern.

Bei den Schimmelpilzinfektionen ist es vor allem notwendig, die Übertragung der ubiquitär vorkommenden Sporen aus der Umwelt auf prädisponierte Patienten zu vermeiden.

Sprosspilzinfektionen
Hefepilze werden ebenso wie die meisten bakteriellen nosokomialen Infektionserreger durch Kontakt übertragen, d. h. über die Hände der Patienten, der Mitarbeiter und über kontaminierte Gegenstände. Deshalb gelten im Allgemeinen dieselben Präventionsmaßnahmen, wie sie für bakterielle Infektionserreger üblich sind.

Die wichtigsten nosokomialen Sprosspilzinfektionen sind die Candidämie und die Candidurie. Auf deutschen Intensivstationen ist allein *Candida albicans* mit einem Anteil von 4,4 % der fünfthäufigste Erreger der primären Sepsis und mit einem Anteil von 9,1 % der fünfthäufigste Erreger der Harnwegsinfektionen. Die Inzidenzdichte betrug nach den Daten von 517 Intensivstationen, die am Krankenhaus-Infektions-Surveillance-System (KISS) teilnehmen, 4,4 *C.-albicans*-Infektionen pro 100.000 Patiententage und lag bei 2,3 pro 100.000 Patiententage für andere invasive Pilzinfektionen.

Candida können auf verschiedenen Wegen in die Blutbahn gelangen: die wichtigsten sind bei der Intubation, im Zusammenhang mit Gefäßkatheter-Anwendung und über intestinale Einwanderung, wenn es im Darm zu einer sehr hohen Candida-Keimzahl gekommen ist. Bei den meisten hospitalisierten Patienten mit Candidainfektion stammen die Erreger aus der eigenen Darmflora des Patienten oder von der körpereigenen Haut. Auch die Harnblase ist meistens gleichzeitig mit dem Darm besiedelt. Insbesondere bei Patienten mit langer Krankenhausbehandlung und vor allem langer Antibiotikabehandlung, kann es zu einer exzessiven relativen Vermehrung der Sprosspilze kommen. Deshalb traten invasive *C.-albicans*-Infektionen nach den KISS-Daten auch im Mittel erst nach 22 Tagen auf der Intensivstation auf.

Nicht alle Antibiotikagruppen führen in gleichem Maße zur Vermehrung der Sprosspilze, vor allem Breitspektrumantibiotika, die auch Anaerobierwirkung haben, sind in diesem Zusammenhang zu nennen, vor allem wenn sie über die Galle bzw. den Darm eliminiert werden wie bestimmte Drittgenerations-Cephalosporine (Ceftriaxon) oder Chinolone (Ciprofloxacin, Moxifloxacin).

Bei Manipulationen durch das Personal oder den Patienten an Kathetern und anderen invasiven Devices können die Erreger in die Blutbahn gelangen. Zur Vermeidung der Infektionen ist deshalb die konsequente Durchführung der Händehygiene von großer Bedeutung. Darüber hinaus haben zur Vermeidung der Candidämie alle

Präventionsmaßnahmen im Zusammenhang mit dem Legen und der weiteren Pflege von zentralen Gefäßkathetern hohe Priorität, ebenso wie sie bei der Prävention von bakteriellen Blutstrominfektionen empfohlen werden.

Analog sind Harnwegkatheter die wichtigste Eintrittspforte für Candida beim Zustandekommen von Harnwegsinfektionen. Deshalb liegt bei der Prävention der Candidurie der Fokus auf den Maßnahmen im Zusammenhang mit dem Legen und dem Umgang von Harnwegkathetern und Drainagesystemen.

Schimmelpilzinfektionen

Fadenpilzsporen sind ubiquitär verbreitet. Man kann davon ausgehen, dass schon normalerweise pro Kubikmeter Luft ca. 1.000 bis 10.000 Pilzsporen zu finden sind. Unter folgenden Umständen kommt es vor allem zur erhöhten, evtl. sogar massenhaften Freisetzung von Sporen:

- Bauarbeiten (im Innen- und Außenbereich)
- Pilzbefall in Innenräumen (Durchfeuchtungen an Wänden und Decken)
- Kontaminierte raumlufttechnische Anlagen
- Topf- und Zimmerpflanzen
- Verschimmelte bzw. kontaminierte Nahrungsmittel
- Bioabfälle
- Vogelkot

Viele Patienten haben bereits bei der Aufnahme in das Krankenhaus eine asymptomatische Besiedlung der tiefen Atemwege mit Aspergillen. Wegen der ubiquitären Verbreitung der Fadenpilzsporen und der unbekannten Inkubationszeiten ist es somit häufig kaum möglich, auftretende Aspergillosen bzw. andere Schimmelpilzinfektionen eindeutig als krankenhauserworben oder „community acquired" einzustufen.

Um trotzdem eine epidemiologisch leicht umsetzbare, pragmatische Einteilung vorzunehmen, bezeichnen die meisten Autoren die Infektionen als krankenhauserworben, wenn sie mehr als sieben Tage nach Krankenhausaufnahme aufgetreten ist oder weniger als 14 Tage nach Entlassung des Patienten.

Surveillance

Wegen der hohen Letalität der Aspergillosen ist dem Thema bei immunsupprimierten Patienten eine sehr hohe Aufmerksamkeit zu widmen. Das Hygienefachpersonal eines Krankenhauses sollte in jedem Fall prompt informiert werden und regelmäßig eine Kontrolle der laufenden mikrobiologischen, histologischen und Autopsie-Daten bei Risikopatientengruppen vornehmen, um keine Fälle zu übersehen (Tab. 57).

Tab. 57

Kontinuierliche Surveillance im Krankenhaus

Zu berücksichtigende Risikogruppen	
Transplantations-patienten	Insbesondere stammzell- und knochenmarktransplantierte Patienten (bis zu 6 Monaten nach Transplantation bzw. während folgenden Immunsuppressionen), lungen- und lebertransplantierte Patienten
Neutropenie-patienten	Unabhängig von der Ursache, wenn < 500 Neutrophile pro µl
HIV-Patienten	Sofern CD4$^+$-Lymphozytenzahl < 200 pro µl
Andere	Laufende karzinombedingte Chemotherapie, Kortikosteroidbehandlung oder andere immunsuppressive medikamentöse Therapie

Jeder Einzelfall einer Aspergillose ist sorgfältig zu hinterfragen (nosokomiale Genese ?, Mögliche Expositionen?).

Fortbildung der Mitarbeiter

Mitarbeiter, die Risikopatientengruppen behandeln, müssen regelmäßig über die wichtigsten Präventionsmaßnahmen zur Vermeidung von Aspergillosen unterrichtet werden.

Regelmäßige Präventionsmaßnahmen

- Es wird empfohlen, Hochrisikopatienten (allogene Stammzell- bzw. Knochenmarktransplantation, leberoder lungentransplantierte Patienten) möglichst in Räumen mit HEPA-filtrierter Luft unterzubringen. Diese Räume sollten mit Überdruckbelüftung ausgestattet sein und einen mindestens zwölffachen Luftwechsel pro Stunde aufweisen. Die Patienten sollten diesen Bereich nur in Ausnahmefällen verlassen. Sofern dies doch notwendig ist, hat eine FFP2-Maske keinen Vorteil gegenüber einem normalen chirurgischen Mund-Nasen-Schutz.
- Regelmäßige gründliche Reinigung bzw. Desinfektion der Räume. In diesem Zusammenhang ist zu erwähnen, dass Pilzsporen im Unterschied zu Bakteriensporen relativ leicht abzutöten sind. In der Regel sind alle in den Krankenhäusern für die Flächendesinfektion eingesetzten Desinfektionsmittel in der Lage, Pilzsporen sicher abzutöten.
- Topfpflanzen sind in Risikobereichen nicht gestattet.
- Keine möglicherweise mit Pilzsporen kontaminierten Nahrungsmittel verabreichen (Cave: Gewürze, speziell Pfefferstreuer, Müsli mit Nüssen).
- Jede Schimmelbildung in der Umgebung des Patienten (z. B. im Bad) sofort eliminieren.

Darüber hinaus existiert die Möglichkeit der medikamentösen Prophylaxe, auf die an anderer Stelle eingegangen wird.

Maßnahmen im Zusammenhang mit Baustellen

Wenn möglich sollten Baumaßnahmen in der Umgebung von Risikopatientengruppen gar nicht durchgeführt werden. Sofern es nicht zu vermeiden ist, sollten folgenden Maßnahmen ergriffen werden:

- Risikoeinschätzung vor Baubeginn und Festlegung von geeigneten Präventionsmaßnahmen durch ein interdisziplinäres Team
- Errichtung von geeigneten Staubschutzwänden, staubdichte Abschottungen
- Wenn möglich Erzeugung eines Unterdruckes im Baustellenbereich
- Häufige Reinigungs- und Desinfektionsmaßnahmen während und nach Abschluss der Bauarbeiten
- Regelmäßige Kontrolle der Maßnahmen während der Bauphase

Aspergillose-Ausbruch

- Bei Verdacht des Auftretens von zwei oder mehr Aspergillose-Fällen sind sofort alle existierenden Präventionsmaßnahmen hinsichtlich ihrer stringenten Durchführung zu überprüfen.
- Die Fälle sollten im Hinblick auf epidemiologische Zusammenhänge analysiert werden.
- Während routinemäßige Messungen der Raumluft in Risikobereichen nicht allgemein empfohlen werden, sollte man bei Ausbruchverdacht solche Messungen planen. Sie sollten von entsprechenden Fachleuten durchgeführt und bewertet werden. Die Interpretation der Ergebnisse, die immer auch vergleichsweise

Außenluftmessungen einschließen sollten, ist schwierig, weil die Messungen oft nicht sensitiv genug sind, viele Stämme weitverbreitet sind (innerhalb und außerhalb des Krankenhauses) und zufällige Identität bei Nachweis derselben Stämme vom Patienten und in der Umgebung möglich ist.

Kryptokokkus

Während solche Infektionen bei Normalpatienten kaum eine Rolle spielen, können Kryptokokkus-Infektionen bei immunsupprimierten Patienten ernste Konsequenzen haben. Deshalb muss vor allem der Kontakt mit Vogelkot (z. B. Tauben) unbedingt vermieden werden.

Abwehrlage des Patienten berücksichtigen

Wenige Pilze sind obligat pathogen, d. h. dass sie nach Exposition eines Menschen zu einer Krankheit führen können. Solche Pilzarten kommen in den Ländern der gemäßigten Klimazonen praktisch nicht vor. Die meisten Pilze dagegen sind typische Opportunisten, d. h. selbst harmlose Umweltkeime, die oft und manchmal auch in großer Zahl in der Umgebung des Menschen vorkommen, können für eine anfällige, abwehrgeschwächte Person gefährlich werden. Eine mögliche Exposition ist bei der ubiquitären Verbreitung nicht mit Sicherheit auszuschließen sondern allenfalls – wenn man an solche Gefahren bei den gefährdeten Patienten denkt – durch geeignete Maßnahmen in der Umwelt zu minimieren.

Schlusswort

Die Mykologie ist für viele Fachgebiete der Medizin von Bedeutung, aber besonders eben für die Hämato-Onkologie, für die Intensivmedizin und die Pädiatrie. Speziell Infektionen mit diversen Sprosspilzen und Schimmelpilzen bedrohen die Gesundheit der bereits kranken Patienten. Solche Probleme nehmen zu! Man muss eben speziell bei Hochrisikogruppen an diese möglichen Komplikationen denken, versuchen, sie zu verhindern, sie zu erkennen und ggf. mit den geeigneten Medikamenten zu behandeln. Dafür stehen zunehmend mehr und bessere Antimykotika zu Verfügung. Man sollte diese Fortschritte kennen, um sie zum Wohle der betroffenen Patienten zu nutzen.

9 Weiterführende Literatur

BOHME A, RUHNKE M, BUCHHEIDT D et al. Treatment of invasive fungal infections in cancer patients–recommendations of the Infectious Diseases Working Party (AGIHO) of the German Society of Hematology and Oncology (DGHO). Ann Hematol 88 (2): 97-110. (2009).

CORNELY O, BANGARD C (eds.) A clinical atlas of radiography of invasive fungal diseases. Urban u. Vogel, München (2008).

CORNELY O, BOHME A, BUCHHEIDT D, et al. Primary prophylaxis of invasive fungal infections in patients with hematologic malignancies. Recommendations of the Infectious Diseases Working Party of the German Society for Haematology and Oncology. Haematologica 94(1): 113-122. (2009).

CORNELY O, MAERTENS J, et al. Liposomal amphotericin B as initial therapy for invasive mold infection: a randomized trial comparing a high-loading dose regimen with standard dosing (AmBiLoad trial). Clin Infect Dis 44: 1289-1297. (2007).

DE PAUW B, WALSH TJ, et al. Revised definitions of invasive fungal disease from the European Organization for Research and Treatment of Cancer/Invasive Fungal Infections Cooperative Group and the National Institute of Allergy and Infectious Diseases Mycoses Study Group (EORTC/MSG) Consensus Group. Clin Infect Dis 46: 1813-1821. (2008).

EINSELE H, HEBART H, et al. Risk factors for treatment failures in patients receiving PCR-based preemptive therapy for CMV infection. Bone Marrow Transplant 25: 757-763. (2000).

GROLL AH, RITTER J, Diagnose und Therapie von Pilzinfektionen und der Pneumocystis-Pneumonie bei Kindern und Jugendlichen mit neoplastischen Erkrankungen. In: Therapie von Infektionen in der Kinderonkologie. Laws HJ und Lehrnbecher T (Hrsg.) Klin Pädiatrie 217: S1 S37-S66. (2005).

GUERY BP, ARENDRUP MC, AUZINGER G, et al. Management of invasive candidiasis and candidemia in adult non-neutropenic intensive care unit patients: Part II. Treatment. Intensive Care Med 35: 206-214. (2009).

HERBRECHT R, DENNING DW, et al. Voriconazole versus amphotericin B for primary therapy of invasive aspergillosis. N Engl J Med 347: 408-415. (2002).

HERBRECHT R, FLÜCKIGER U, et al., Antifungal Therapy in Leukemia Patients 2009Update of the ECIL1 and ECIL2 Guidelines. http://www.ichs.org/Ecilslides/ECIL%203%20Antifungal%20therapy%20 Update%202009.pdf

HIBBETT DS, BINDER M, BISCHOFF JF, et al. A higher-level phylogenetic classification of the Fungi. Mycol Res. 111:509-47 (2007).

HOF H. Mykologie für Mediziner. Thieme Verlag, Stuttgart. (2003.)

HOF H. A new, broad-spectrum azole antifungal: posaconazole - mechanisms of action and resistance, spectrum of activities. Mycoses 49 Suppl. 1: 2-6 (2006).

HOF H. Antimykotika pocketcard. Börm Bruckmeier Verlag, Grünwald ISBN 978-3-89862-087-1 (2009).

HOF H. Echinocandine – Wirkspektrum und Resistenzmechanismen. Krankenhauspharmazie 30: 575-578 (2009a).

LASS-FLÖRL C. (Hrsg.) Systemische Pilzinfektionen – Aktuelle Aspekte zur Prophylaxe und Therapie. UNI-Med Verlag. (2009).

LEHRNBECHER T. (Hrsg.) Infektionsmanagement in der pädiatrischen Hämatologie/Onkologie. 1. Auflage, UNI-Med Verlag. Bremen. (2007).

LICHTENSTERN C, SWOBODA S, et al. Update: invasive fungal infections: Diagnosis and treatment in surgical intensive care medicine. Anaesthesist· 59: 30–52 (2010).

LIPP HP. Antifungal agents–clinical pharmacokinetics and drug interactions. Mycoses 51 Suppl 1: 7-18. (2008).

MARR KA, SEIDEL K, et al. Candidemia in allogeneic blood and marrow transplant recipients: evolution of risk factors after the adoption of prophylactic fluconazole. J Infect Dis 181: 309-316. (2000).

MARCHETTI O, CORDONNIER C, CALANDRA T, Empirical antifungal therapy in neutropaenic cancer patients with persistent fever. EJC Suppl 5: 32-42 (2007)

MARCHETTI O, CORDONNIER C, CALANDRA T, Empirical Antifungal Therapy. Update of ECIL-1 / ECIL-2 Guidelines (2009).
http://www.ebmt.org/5WorkingParties/IDWP/ECIL%203%20Empirical%20Antifungal%20Therapy%20Update%202009.pdf

MAERTENS JA, FRÈRE P, et al. Primary antifungal prophylaxis in leukaemia patients. Europ J Cancer Suppl 5(2): 43-48. (2007).

MASCHMEYER G. Prevention of mould infections. J Antimicrob Chemother 63, Suppl 1, i27-i30. (2009).

MASCHMEYER G, BEINERT TH, et al. Diagnosis and antimicrobial therapy of lung infiltrates in febrile neutropenic patients: Guidelines of the infectious diseases working party of the German Society of Haematology and Oncology. Europ. J Cancer 45: 2462-2472. (2009).

MENGOLI C, CRUCIANI M, et al. Use of PCR for diagnosis of invasive aspergillosis: systematic review and meta-analysis. Lancet Infect Dis 9: 89-96. (2009).

PAPPAS PG, KAUFFMAN CA, ANDES D, et al. Clinical practice guidelines for the management of candidiasis: 2009 update by the Infectious Diseases Society of America. Clin Infect Dis 48: 503-535. (2009).

PERFECT JR, DISMUKES WE., DROMER F, et al. Clinical practice guidelines for the management of cryptococcal disease: 2010 update by the infectious diseases society of america. Clin Infect Dis 50(3): 291-322. (2010).

PFALLER MA, DIEKEMA DJ, Epidemiology of invasive candidiasis: a persistent public health problem. Clin Microbiol Rev 20(1): 133-163. (2007).

RUHNKE M. (Hrsg.) Pilzinfektionen bei immunsupprimierten Patienten. Uni-Med Verlag, Bremen, 2. Auflage. (2007).

SOLOMKIN JS, et al. Diagnosis and management of complicated intra-abdominal infection in adults and childern. Guidelines by the Surgical Infection Society and the Infectious Diseases Society of America. Clin Infect Dis 50: 133-164. (2003).

STEINBACH WJ, WALSH TJ. Mycoses in pediatric patients. Infect Dis Clin North Am, 20: 663-678. (2010).

TORTORANO AM, KIBBLER C, et al. Candidaemia in Europe: epidemiology and resistance. Int J Antimicrob Agents 27: 359-366. (2006).

ULLMANN A, CORNELY O. Antifungal prophylaxis for invasive mycoses in high risk patients. Curr. Opinion Infect Dis 19: 571-576. (2006)

WALSH TJ, ANAISSIE EJ, DENNING DW, et al. Treatment of aspergillosis: clinical practice guidelines of the Infectious Diseases Society of America. Clin Infect Dis 46: 327-360. (2008).

WEBER DJ, PEPPERCORN A, MILLER MB, et al., Preventing healthcare-associated Aspergillus infections: review of recent CDC/HICPAC recommendations. Med Mycology 47, supl l1: S199-S209. (2009).

WHEAT LJ. Antigen detection, serology and molecular diagnosis of invasive mycoses in the immunocompromised host. Transplant Infect. Dis. 8: 128-139. (2006).

WONG-BERINGER A, JACOBS RA, et al. Lipid formulations of amphotericin B: clinical efficacy and toxicities. Clin Infect Dis 27: 603-618. (1998).

10   Index

Index